重症医学科
建设管理规范

东南大学出版社
·南京·

内 容 提 要

本书共分八章,分别介绍了重症医学科的性质和任务,重症医学科建设和管理的基本要求,重症医学科建设和管理规范,重症医学科质量管理与控制,重症医学科管理(包括医疗和科研教学管理、设备管理、信息管理和医疗安全管理),重症医学科技术要求,重症医学科指南临床实施流程以及技术操作篇(重症医学科常用的操作规范)。适用于医院从事重症医学工作者以及医院管理人员,并为各级各类医院重症医学科的建立和规范管理提供先进又实用的工作依据。

图书在版编目(CIP)数据

重症医学科建设管理规范/邱海波主编. —南京:东南大学出版社,2011.4
 ISBN 978-7-5641-2642-1

Ⅰ.①重… Ⅱ.①邱… Ⅲ.①重症-诊疗-管理规范
Ⅳ.①R459.7

中国版本图书馆 CIP 数据核字(2011)第 019657 号

东南大学出版社出版发行
(南京四牌楼 2 号 邮编 210096)
出版人:江建中
江苏省新华书店经销 南京玉河印刷厂印刷
开本:850mm×1168mm 1/32 印张:5.125 字数:137 千字
2011 年 4 月第 1 版 2011 年 4 月第 1 次印刷
ISBN 978-7-5641-2642-1
印数:1~5000 册 定价:20.00 元

本社图书若有印装质量问题,请直接与读者服务部联系。电话(传真):025-83792328

医政管理规范编委会

名誉主委：唐维新
主任委员：黄祖瑚
副主任委员：李少冬　张金宏　卢晓玲

委　员

（以下按姓氏笔画顺序排列）

孔汉良　尹　亮　方佩英　王荣申　王德杭
兰　青　刘乃丰　吕　民　汤仕忠　许　斌
张劲松　忻国豪　李秀连　谷瑞先　邱海波
陈小康　周卫兵　季国忠　易利华　范钦和
俞　军　胡　丹　胡宁彬　顾　民　曾因明
程崇高　蒋艺萍　韩光曙　霍孝蓉

秘　书：夏林浩　俞荣华

《重症医学科建设管理规范》
编 委 会

主　编　邱海波
副主编　孙　华　杨　毅
编　委　（按姓氏笔画排序）
　　　　孙　华　李维勤　邱海波　吴允孚
　　　　杨　毅　郑瑞强　顾　勤　曹　权

序

重症医学的历史可以追溯到很早,但中国的重症医学起步较晚。1982年,曾宪九教授、陈德昌教授在中国医学科学院北京协和医院建立了国内第一张现代意义的ICU病床,1984年北京协和医院正式建立加强医疗科。2005年3月,中华医学会重症医学分会成立,为进一步确立中国重症医学学科地位以及持续快速发展注入了新的活力。

2008年7月,国务院对重症医学学科进行了认定。在学科分类的国家标准中规定重症医学作为临床医学的二级学科,并设立了重症医学的学科代码——320.58;2009年1月,卫生部在《医疗机构诊疗科目名录》中增加"重症医学科"诊疗科目,要求在医疗机构中增加"重症医学科"为一级诊疗科目。随后颁发了《重症医学科设置和管理规范》,标志着我国重症医学进入一个规范化、系统化的发展阶段,是我国医疗卫生事业发展的一个重要里程碑,也为各级医院重症医学的发展奠定了良好的规范基础。

重症医学科的主要业务范围为:急危重症患者的抢救和延续性生命支持;发生多器官功能障碍患者的治疗和器官功能支持;防治多脏器功能障碍综合征。

重症医学在医院占据十分重要的地位,是现代医学的重要组成部分。随着医学基础理论和技术的不断进步,以及电子技术、分子生物学、生物医学工程、信息技术等各个领域的飞速发展,重症医学已经成为一门新兴的跨学科的边缘学科。现代化的重症医学科可以使重症患者得到及时有效的加强医疗,给患者提供最大的安全保障,使很多危重患者得以"起死回生"。重症患者的生命支持技术水平,直接反映医院的综合救治能力,是现代化医院的标志。

江苏的重症医学发展处于全国前列。以邱海波教授为主任委员的重症医学领导团队为江苏重症医学的规范化建设付出不懈的努力,2010年即针对中华医学会重症医学分会颁布的临床技术操作规范和重症医学科相关指南进行了全省培训。

近年来,随着医院发展和患者病情的需要,二级以上综合医院纷纷成立重症医学科。但水平参差不一,在学科建设、人员管理、设备配置、理念更新等方面差异很大,面临着拥有重症医学资质的医生和护士的短缺,病床与护士的比例、医生与护士的比例明显缺失等一系列问题,在一定程度上影响了重症患者的抢救,同时存在一定的潜在医疗风险。

本《规范》内容涉及重症医学科的性质和任务、建设和管理的基本要求、建设和管理规范、质量管理与控制、技术要求、指南临床实施流程以及技术操作规范等多方面内容,拟通过学习和具体实施进一步完善管理制度,规范医疗行为,更好地为患者服务。

《规范》不仅是重症医学专业人员必须遵循的操作规范,也是二、三级医院必须认真贯彻执行的管理和建设要求,对促进和指导医院重症医学科的进一步发展一定能起到积极的作用。希望各级医院及重症医学医务工作者能认真学习贯彻本《规范》,并提出宝贵意见与建议,以使《规范》日臻完善。

江苏省卫生厅
2011年1月

前　言

重症医学(Critical Care Medicine)是一门新兴的独立学科,是现代医学的重要组成部分,在医院占据十分重要的地位。重症加强医疗病房(Intensive Care Unit,ICU)是重症医学专业的临床基地,在医院危重患者的救治中愈来愈显示出不可替代的作用。重症患者的生命支持技术和疾病治疗水平,直接反映出医院的综合救治能力,体现了医院的整体医疗实力。我国的重症医学起步较晚,近年来,随着医院发展和重症患者治疗的需要,各级医院纷纷成立重症医学科,但各地区及各级医院对重症患者医疗救治水平参差不一,在学科建设和知识更新等方面差异也很大,因此亟需制定重症医学科建设和管理规范。

受江苏省卫生厅的委托,我们组织了省内部分专家编写了《重症医学科建设管理规范》,意在为促进江苏省重症医学科的建设和发展提供规范和参考标准。本书的内容涵盖重症医学科的学科建设和管理、质量管理和控制、技术要求、技术操作规范等方面,是作者结合自己丰富的临床工作经验,并参阅文献后进行的全面阐述。该书层次清楚、简明扼要、易于阅读、强调临床实用性。相信本书的出版会对我省重症医学学科的规范建设和发展起到积极的推动作用。

作为本书的主编,我衷心感谢对本书的出版工作给予支持的省卫生厅医政处、省医院协会等各界领导的支持,衷心感谢为本书编写付出辛勤劳动的各位同道。由于时间仓促,水平有限,编写中难免会有不足之处,敬请各位读者提出宝贵意见,以便再版时修订。

邱海波
2011 年 1 月

目 录

- 第一章 重症医学科的性质和任务 …………………… (1)
- 第二章 重症医学科建设和管理的基本要求 ………… (5)
- 第三章 重症医学科建设和管理规范 ………………… (9)
- 第四章 重症医学科质量管理与控制 ………………… (18)
- 第五章 重症医学科管理 ……………………………… (28)
  - 第一节 医疗和科研教学管理 ……………………… (28)
  - 第二节 设备管理 …………………………………… (32)
  - 第三节 信息管理 …………………………………… (33)
  - 第四节 医疗安全管理 ……………………………… (35)
- 第六章 重症医学科技术要求 ………………………… (44)
- 第七章 重症医学科指南临床实施流程 ……………… (47)
  - 第一节 AECOPD机械通气流程 …………………… (47)
  - 第二节 ALI/ARDS治疗流程 ……………………… (50)
  - 第三节 ALI/ARDS的有创机械通气治疗流程 …… (51)
  - 第四节 重症患者转运流程 ………………………… (52)
  - 第五节 导管相关性感染的治疗和预防流程 ……… (56)
  - 第六节 低血容量性休克治疗流程 ………………… (57)
  - 第七节 机械通气治疗流程 ………………………… (58)
  - 第八节 侵袭性真菌感染的诊断及治疗流程 ……… (60)
  - 第九节 重症患者营养支持流程 …………………… (73)
  - 第十节 重症患者镇静镇痛流程 …………………… (78)
  - 第十一节 重症感染及感染性休克治疗流程 ……… (81)

第八章 技术操作篇 ·· (82)

- 第一节　APACHE Ⅱ 评分系统 ································ (82)
- 第二节　血流动力学监测 ·· (85)
- 第三节　经食管超声心动图 ···································· (94)
- 第四节　氧代谢监测 ··· (96)
- 第五节　呼吸力学监测 ··· (98)
- 第六节　颅内压监测 ·· (104)
- 第七节　脑电双频谱指数监测 ································ (105)
- 第八节　腹腔压力监测 ··· (106)
- 第九节　中心静脉穿刺置管术 ································ (108)
- 第十节　超声引导下的深静脉穿刺置管术 ··············· (110)
- 第十一节　主动脉球囊反搏技术 ··························· (113)
- 第十二节　体外起搏 ·· (116)
- 第十三节　床边心内临时心脏起搏术 ····················· (118)
- 第十四节　人工气道的建立 ·································· (120)
- 第十五节　血液滤过 ·· (127)
- 第十六节　无创机械通气 ····································· (130)
- 第十七节　有创机械通气 ····································· (132)
- 第十八节　支气管灌洗术 ····································· (134)
- 第十九节　胸腔闭式引流 ····································· (135)
- 第二十节　经皮内镜下胃造口术 ··························· (136)
- 第二十一节　经皮内镜下穿刺空肠造口术 ··············· (138)
- 第二十二节　胃肠道内 pH 监测 ··························· (140)
- 第二十三节　亚低温治疗 ····································· (141)
- 第二十四节　肺复张 ·· (143)
- 第二十五节　体外膜肺氧合 ·································· (145)
- 第二十六节　俯卧位通气 ····································· (146)
- 第二十七节　微循环监测——SDF 监测微循环 ········ (150)

第一章 重症医学科的性质和任务

重症医学科是一门新兴的、独立的学科,重症医学的形成和发展是医学发展的必然。重症医学的特点使得重症医学站在了生命的前沿。

2008年7月,国务院对重症医学学科进行了认定。在学科分类的国家标准中规定重症医学作为临床医学的二级学科,并设立了重症医学的学科代码—320.58;2009年1月,卫生部在《医疗机构诊疗科目名录》中增加"重症医学科"诊疗科目的通知,要求在医疗机构中增加"重症医学科"为一级诊疗科目,随后颁发了《重症医学科设置和管理规范》,标志着我国重症医学进入了一个规范化、系统化的发展阶段,是我国医疗卫生事业发展的重要里程碑,也为各级医院重症医学的发展奠定了良好的规范基础。

重症医学在医院占据十分重要的地位,是现代医学的重要组成部分。随着医学基础理论和技术的不断进步,以及电子技术、分子生物学、生物医学工程、信息技术等各个领域的飞速发展,重症医学已经成为一门新兴的跨学科的边缘学科,现代化的重症医学科可以使重症患者得到及时有效的加强医疗,给患者提供最大的安全保障,使很多危重患者得以"起死回生"。重症患者的生命支持技术水平,直接反映医院的综合救治能力,是现代化医院的标志。

一、性质

重症医学是以疾病急性发作或急骤变化并危及生命的患者为救治对象,探讨疾病的发生、发展特点及其规律与转归,并根据这些特点和规律性对重症患者进行治疗的学科。ICU(intensive care unit)是重症医学科的临床基地,是以重症医学理论和实践为基础,专门从事重症患者救治的专业化队伍的临床基地,是来自临床各科中重症患者和手术后高危患者的集中管理单位。重症医学的发展使许多过去认为已无法挽救的患者得以存活或生存时间得以延长从而获得救治机会,是现代医学进步的显著标志之一。

二、任务

作为医院的一级临床学科,重症医学科不仅承担着医疗、教学、科研任务,而且在国家、地区突发公共事件的紧急救治中发挥巨大的作用。

1. 医疗工作　临床医疗工作是重症医学科首要的任务。重症医学科的主要诊治范围为:急危重症患者的抢救和延续性生命支持;多器官功能障碍患者的治疗和器官功能支持;防治多脏器功能障碍综合征。重症医学科收治对象主要包括以下3类:

(1) 急性、可逆性危及生命的脏器功能不全,经过严密监测和治疗短期内可能得到康复的患者。若没有ICU的加强医疗,这类患者的病死率很高;反之,生存率明显提高。例如:由于药物过量引起的急性呼吸功能衰竭、哮喘持续状态、严重创伤或严重烧伤等。这类患者是ICU的肯定受益者。

(2) 可能发生病情变化的高危患者。这类患者收住ICU并非因为病情危重,主要为了防止发生严重并发症或病情变化,或一旦出现病情变化,能够得到及时处理。例如:深静脉血栓、脑梗死溶栓后或大手术后等。这类患者也是ICU的肯定受益者。

(3) 慢性疾病急性加重且危及生命的患者。经ICU积极治疗,可能使病情好转并恢复到疾病加重前状态。例如:COPD合并感染性休克和呼吸衰竭患者。这类患者也是ICU的受益者。

慢性消耗性疾病及肿瘤的终末状态、不可逆性疾病患者不能从加强医疗中获利的,一般不是重症医学科的收治对象。

2. 科研工作　科研工作是重症医学科的重要工作内容,是提高临床医疗水平和学术地位的重要途径。重症医学建立时间短,值得研究的课题很多,科研工作需要制定计划,组织实施。有条件的医院可以成立重症医学研究所或重症医学实验室。研究所或实

验室应该具备以下基本条件:
(1) 具有学术水平较高,治学严谨,具有副教授或副主任医师以上职称的学科或学术带头人。
(2) 逐渐形成相对稳定的科研方向。
(3) 具备开展研究所必需的实验室人员和仪器设备。
(4) 具备一支结构合理的人才梯队。

3. 教学工作 教学工作也是重症医学的重要任务。教学工作主要包括以下任务。
(1) 承担专科医师、轮转医师、进修医师、实习医师及各级护理人员的临床常规培训。
(2) 医学院附属医院或教学医院有条件开设重症医学课程,承担本科生、研究生教学工作。
(3) 举办各级重症医学继续教育。

4. 承担突发公共事件的救治工作 突发公共事件是指突然发生、造成或者可能造成重大人员伤亡、重大财产损失和生态环境破坏,危及公共安全的紧急事件。包括自然灾害、事故灾难、公共卫生事件和社会安全事件。猝不及防的灾害和灾情,常常对社会经济及人民生命财产造成严重损失。

无论发生何类突发公共事件,均易造成疾病急性发作和重大人员伤亡,这些患者是重症医学的救治对象。在近年发生的SARS、禽流感、地震等灾难面前,重症医学义不容辞地承担医疗救治任务,为重症患者的救治提供坚实的保障,最大限度地降低各种灾难带来的伤亡,在突发公共事件的救治中作出巨大贡献。

三、行政管理模式

重症医学科作为独立的临床学科,在医院直属于医务处(部)领导。从医疗职能来看,需要建立统一的重症医学平台,专科监护病房必须在重症医学(医疗、学术和教学)的平台上统一管理。重症医学科的医生、护士必须具备重症医学的执业资格,其中必须具有一定比例的获得重症医学资质培训合格的医师护士。重症医学科必须有具有重症医学理念的专职医师护士,以重症医学的学术理论指导临床医疗护理工作。

建立重症医学统一平台的优势显而易见:① 医院将高技术装备集中于ICU,避免财力浪费;② 高素质的重症医学专业人员(医师和护士)集中于ICU,有利于发挥人力资源优势;③ 综合性ICU医师为专职医师,学科队伍稳定,有利于学科发展。

四、管理制度

重症医学科应当加强质量控制和管理,在人力资源、医疗设备、医疗质量安全、诊疗技术规范、感染控制等方面制定相应的管理制度,并指定专(兼)职人员负责,以保证医疗质量和医疗安全。

应当建立健全各项规章制度、岗位职责和相关技术规范、操作规程,并严格遵守执行,保证医疗服务质量。由于ICU运转和管理的特殊性,应在医院一般管理制度的基础上,制定ICU的管理制度,包括:ICU基本制度、ICU各级医护人员的职责、医疗人员培训和上岗准入制度、ICU重症患者抢救流程、病情沟通制度、ICU抢救设备及物品管理规范、特殊药品管理规范、ICU不良医疗事件防范和报告规范、ICU院内感染控制规范、ICU常规操作的分级诊疗操作规范和流程等。

重症医学科的患者由重症医学专业医师负责管理,患者的相关专科情况应该由重症医学科的医师与相关专科医师共同协商处理。

医院应该加强对重症医学科的医疗质量管理和评价,医疗、护理等管理部门应履行日常监管职能。

第二章 重症医学科建设和管理的基本要求

ICU 是重症医学科的临床基地,重症医学工作者应用先进的诊断、监护和治疗设备与技术,对病情进行连续、动态的定性和定量观察,并通过有效的干预措施,为重症患者提供规范的、高质量的生命支持,改善生存质量。重症患者的生命支持技术水平,直接反映了医院的综合救治能力,体现了医院整体医疗实力,是现代化医院的重要标志。重症医学的建设和管理,应该符合国家有关标准。

一、基本要求

江苏省三级和二级医院均应设立重症医学科,重症医学科属于临床独立学科,属医院直接领导。ICU 是重症医学学科的临床基地。

ICU 必须配备足够数量、受过专门训练、掌握重症医学基础知识和基本操作技术、具备独立工作能力的专职医护人员。

ICU 必须配置必要的监护和治疗设备,接收医院各科的重症患者。

二、ICU 的规模

ICU 的病床数量根据医院等级和实际收治患者的需要,一般以该 ICU 服务病床数或医院病床总数的 2%~8%为宜,可根据实际需要适当增加。

床位使用率以 65%~75%为宜,超过 80%则表明 ICU 的床位数不能满足医院的临床需要,应该扩大规模。

为便于患者医疗管理,每个 ICU 管理单元以 8~20 张床位为宜。

设立高危病房(high dependent unit,HDU),用于收治病情好转、生命体征平稳,但近期仍有可能出现病情反复的高危病人。HDU 的设置既可缓解 ICU 床位紧张,也有利于重症患者病情的稳定,以及向普通患者的安全过渡,当病情加重或恶化时,也便于及时转入 ICU 治疗。此外也利于医疗资源的优化利用。HDU 的床位设置建议为医院总床位数的 1‰~2‰。

HDU 设备可相对精简,HDU 护士与床位比例为 2∶1 较合适。

三、ICU 的选址要求

ICU 应该有特殊的地理位置,设置方便患者转运、检查和治疗的区域并考虑以下因素:接近主要服务对象病区、手术室、影像学科、化验室和血库等,在横向无法实现"接近"时,应该考虑楼层间的纵向"接近"。同时,ICU 的选址还要考虑到有利于感染控制,避免选择阴暗、潮湿、不通风的环境。

HDU 应紧邻 ICU,避免增加过多的人力、物力。

四、建筑设计规范

ICU 开放式病床每床的占地面积为 $15\sim18\ m^2$;每个 ICU 最少配备一个单间病房,面积为 $18\sim25\ m^2$。每个 ICU 中的正压和负压隔离病房的设置,可以根据患者专科来源和卫生行政部门的要求决定,通常配备负压隔离病房 1~2 间。鼓励在人力资源充足的条件下,多设计单间或分隔式病房。

HDU 每床的占地面积可为 $5\sim10\ m^2$,可设立开放式或分隔式病房。

ICU 的基本辅助用房包括医师办公室、主任办公室、工作人员休息室、中央工作站、治疗室、配药室、仪器室、更衣室、清洁室、污废物处理室、值班室、盥洗室等。有条件的 ICU 可配置其他辅助用房,包括示教室、家属接待室、实验室、营养准备室等。辅助用房面积与病房面积之比应达到 1.5∶1 以上。

ICU 的整体布局应该使放置病床的医疗区域、医疗辅助用房区域、污物处理区域和医务人员生活辅助用房区域等有相对的独立性,以减少彼此之间的互相干扰,并有利于感染的控制。

ICU 应具备良好的通风、采光条件,有条件者最好装配气流方向从上到下的空气净化系统,能独立控制室内的温度和湿度。医疗区域内的温度应维持在 24℃±1.5℃。每个单间的空气调节系统应该独立控制。安装足够的洗手设施和手部消毒装置,单间每床 1 套,开放式病床至少每 2 床 1 套。

ICU 要有合理的包括人员流动和物流在内的医疗流向,设立不同的进出通道,以最大限度地减少各种干扰和交叉感染。

ICU 病房建筑装饰必须遵循不产尘、不积尘、耐腐蚀、防潮、防霉、防静电、易清洁和符合防火要求的总原则。

ICU 的设计要求应该为医护人员提供便利的观察条件和必要时能够尽快接触病人的通道。

除了患者的呼叫信号、监护仪器的报警声外,电话铃声、打印机等仪器发出的声音等均属于 ICU 的噪音。在不影响正常工作的情况下,这些声音应尽可能降低到最佳水平。根据国际噪音协会的建议,ICU 白天的噪音最好不要超过 45 dB(A),傍晚 40 dB(A),夜晚 20 dB(A)。地面覆盖物、墙壁和天花板应该尽量采用高吸音的建筑材料。

ICU 应建立完善的通讯系统、网络与临床信息管理系统、广播系统。

五、设备配置

每床配备完善的功能设备带或功能架,提供电、氧气、压缩空气和负压吸引等功能支持。

每张病床装配 12 个以上电源插座、2 个以上氧气接口、压缩空气接口和负压吸引接口。

医疗用电和生活照明用电线路分开。每张 ICU 床位的电源应该是独立的反馈电路供应。有备用的不间断电力系统(UPS)和漏电保护装置;每个电路插座都在主面板上有独立的电路短路器。

应配备适合 ICU 使用的病床,配备防压疮床垫。

ICU每床配备床旁监护系统,进行心电、血压、脉搏、血氧饱和度、有创压力监测等基本生命体征监护。为便于患者安全转运,每个ICU单元至少配备便携式监护仪1台。HDU每床位配备床旁监护系统。

三级医院的ICU应该每床配备呼吸机1台,二级医院的ICU可根据实际需要配备适当数量的呼吸机。每床配备简易呼吸器(复苏呼吸气囊)及密闭面罩一套。为便于安全转运患者,每个ICU单元至少应有便携式呼吸机1台。

每床均应配备输液泵和微量注射泵,其中微量注射泵每床2套以上。另配备一定数量的肠内营养输注泵。

三级医院的ICU应该配备B超机1台。

医院或ICU必须有足够的设备,随时为ICU提供床旁X光、生化和细菌学等检查。

除上述必配设备外,有条件者,视需要可选配以下设备:① 简易生化仪和乳酸分析仪;② 床单位加温/降温设备;③ 输液加温设备;④ 胃黏膜二氧化碳张力与pHi测定仪;⑤ 呼气末二氧化碳、营养代谢等监测设备;⑥ 体外膜肺(ECMO);⑦ 床边脑电图和颅内压监测设备;⑧ 主动脉内球囊反搏(IABP)和左心辅助循环装置;⑨ 防止下肢DVT发生的肢体加压仪器;⑩ 胸部振荡排痰装置。

第三章　重症医学科建设和管理规范

一、重症医学科的组织建制

(一) 管理模式

重症医学科属于临床独立学科,是全院危重患者集中救治的临床基地,以综合性救治为重点,独立设置,统一管理,收治全院危重患者。一定规模的重症医学科可设置相对的专科区域,专科医生可以针对相应的专科情况参与患者的诊治,并由重症医学科医生综合患者全面及其他器官状况确定最终诊治方案。重症医学科可设置每 8~12 张床位为治疗单元分组管理,具有专科特点的 ICU 应在重症医学科的统一管理下进行标准化建设,并由具备重症医学资质的医护人员实施全面规范的监测与治疗。有条件的重症医学科可设置 HDU(高危病房),收治病情相对稳定,但可能有反复的高危患者。

(二) 收治范围

重症医学科的主要业务范围为急危重症患者的抢救和延续性生命支持、发生多器官功能障碍患者的治疗和器官功能支持和防治多脏器功能障碍综合征。主要收治对象同第一章。

(三) 收治标准参考

重症医学科收治标准参考三方面内容的综合考虑,包括优先级别、诊断以及客观指标。

1. 优先级别　优先级别用于区分最需要收入重症医学科(一级)到收入重症医学科对预后不能提供帮助的人群(四级)。

(1) 一级:病情危重、不稳定,只有重症医学科才能提供足够的加强治疗及监护。这些治疗包括呼吸机支持、持续的血管活性药物输注、持续肾脏替代等等,如术后或急性呼吸衰竭需要机械通气支持、休克或血流动力学不稳定需要侵入性监测和(或)血管活性药物支持。治疗积极程度无限制。

（2）二级：需要加强监测并立即进行干预，如慢性疾病状态发展成急性内科或外科重症，治疗积极程度无限制。

（3）三级：病情危重不稳定，但由于基础疾病本身或急性病变的特点，康复的可能性不大。患者可能需要强化治疗以缓解急性病情加重，但治疗积极程度常受限制，如患者本人或家属拒绝最终的气管插管或心肺复苏。这类患者常包括合并感染、心包填塞或气道阻塞等转移性恶性肿瘤的患者。

（4）四级：通常不适合收入重症医学科。收治这类患者需要根据个别情况并经重症医学科主任同意。包括如下两类：

① 低危：重症医学科的加强治疗对患者没有太大的意义（病情过轻，无需监护）。如一般性的外周血管手术、血流动力学稳定的糖尿病酮症酸中毒、轻度的充血性心力衰竭、药物中毒等。

② 不可逆性疾病终末期、死亡不可避免（病情过重，加强治疗无意义），如严重的不可逆性脑损坏、不可逆的多器官功能衰竭、转移性肿瘤对化疗/放疗无效（除非患者接收特别的方案治疗）等、病人拒绝加强治疗和（或）监护，仅接收安慰治疗、脑死亡的非器官供给者、持续植物状态等。

2. 疾病诊断　依据疾病诊断和临床表现来决定是否需要收住 ICU。

（1）心血管系统

① 伴有并发症的急性心肌梗死。

② 心源性休克。

③ 需要密切监测和干预的复杂性心律失常。

④ 急性充血性心力衰竭合并呼吸衰竭和（或）需要血流动力学支持。

⑤ 高血压急症。

⑥ 不稳定性心绞痛，特别是伴有节律异常、血流动力学不稳定或持续胸痛。

⑦ 心脏停搏。
⑧ 心包填塞/缩窄伴血流动力学不稳定。
⑨ 主动脉夹层动脉瘤。
⑩ 心脏完全传导阻滞。
（2）呼吸系统
① 急性呼吸衰竭需要呼吸机支持。
② 肺栓塞伴有血流动力学不稳定。
③ HDU 患者出现呼吸恶化。
④ 需要加强呼吸道管理，而在普通病区以及 HDU 不能实施。
⑤ 大咯血。
⑥ 呼吸衰竭已行紧急气管插管。
（3）神经系统
① 急性脑卒中并神志改变。
② 昏迷：代谢性、中毒性或非中毒性。
③ 颅内出血并有脑疝危险。
④ 急性蛛网膜下腔出血。
⑤ 脑膜炎伴神志改变或呼吸受累。
⑥ 中枢神经系统或神经肌肉疾病致神经系统或肺功能恶化。
⑦ 癫痫持续状态。
⑧ 脑死亡或可能发生脑死亡的患者拟行器官捐献的。
⑨ 脑血管痉挛。
⑩ 严重的颅脑外伤患者。
（4）药物摄入和药物过量
① 药物摄入后血流动力学不稳定。
② 药物摄入后神志明显改变、呼吸道保护能力丧失。
③ 药物摄入后癫痫发作。
（5）胃肠道系统
① 危及生命的消化道出血，包括低血压、心绞痛、活动性出血

和(或)存在合并症。

② 暴发性肝衰竭。

③ 重症胰腺炎。

④ 食管穿孔伴或不伴有纵隔感染。

(6) 内分泌系统

① 糖尿病酮症酸中毒并发血流动力学不稳定、神志改变、呼吸功能不全或严重的酸中毒。

② 甲状腺危象或黏液性水肿性昏迷伴有血流动力学不稳定。

③ 高渗性昏迷和(或)血流动力学不稳定。

④ 其他的内分泌疾病如肾上腺危象伴有血流动力学不稳定。

⑤ 严重的高钙血症并神志改变,需要血流动力学监测。

⑥ 低钠或高钠血症伴随癫痫发作,神志改变。

⑦ 低镁或高镁血症伴血流动力学受累或心脏节律异常。

⑧ 低钾或高钾血症伴心脏节律异常或肌肉无力。

⑨ 低磷血症伴肌肉无力。

(7) 外科:术后高危患者,或需要血流动力学监测或机械通气等加强治疗的患者。

(8) 其他

① 感染性休克伴血流动力学不稳定。

② 需血流动力学监测。

③ 治疗需要重症医学科水平的强化护理。

④ 环境损伤(光、溺水、低温/高温)。

⑤ 新疗法/试验性治疗有较高风险。

3. 客观指标

(1) 生命体征

① 脉搏<40 次/分或>150 次/分。

② 收缩压<80 mmHg 或比患者平时低 20 mmHg。

③ 平均动脉压<60 mmHg。

④ 舒张压>120 mmHg。

⑤ 呼吸频率＞35次/分。

（2）实验室检查

① 血清钠＜110 mmol/L 或＞170 mmol/L。

② 血清钾＜2.0 mmol/L 或＞7.0 mmol/L。

③ PaO_2＜50 mmHg。

④ pH＜7.1 或＞7.7。

⑤ 血糖＞800 mg/dl。

⑥ 血钙＞3.75 mmol/L(15 mg/dl)。

⑦ 药物或其他化学成分达中毒水平。引起血流动力学不稳定或意识障碍。

（3）X线、超声、CT

① 脑出血、脑挫裂伤或蛛网膜下腔出血伴神志改变或定位体征。

② 肠管、膀胱、肝脏、子宫破裂、食管血管曲张破裂，伴血流动力学不稳定。

③ 主动脉夹层瘤。

（4）心电图

① 心肌梗死，合并复杂的心律失常，血流动力学不稳定或充血性心力衰竭。

② 持续性的室性心动过速或室颤。

③ 完全性心脏传导阻滞伴血流动力学不稳定。

（5）症状和体征（新出现的）。

① 意识丧失者出现双侧瞳孔不等大。

② 烧伤面积＞10%。

③ 无尿。

④ 气道阻塞。

⑤ 昏迷。

⑥ 癫痫持续发作。

⑦ 发绀。

⑧ 心包填塞。

（四）转出标准

病人转至 ICU，需反复评估以决定是否需要继续在 ICU 治疗，当出现以下情形时需考虑转出 ICU。

1. 患者生命体征稳定，不再需要 ICU 监测与加强护理。

2. 患者病情明显恶化，不准备继续进行积极的干预，宜转至低一级的护理病房。

（五）转入转出流程

1. 转入流程　患者的转入需经重症医学科主治医师以上的医生会诊评估后决定是否收治。

收住前需向经治科室详细了解病史、病情变化以及既往治疗方案，向患者和家属告知病情、重症医学科的相关制度，并评估转运风险。

确定收治后，由会诊医师联系重症医学科准备床位及必备的抢救、治疗与监测设施（如呼吸机、血滤机等），并与经治科室协调患者转科途中的护送工作，确保转运安全。

有基础疾病或拟行复杂手术的患者术前应通知重症医学科提前预留床位；术中发生意外情况需紧急入住重症医学科的患者需电话联系并交待重要病情后方能转入。

转入重症医学科后，护送人员需确认患者生命体征，并向重症医学科医护人员床边交接后方可离开。

2. 转出流程　患者的转出应由重症医学科主管医生及科主任决定，转出时必须向专科病房医师详细介绍患者诊断、救治过程、目前治疗和用药情况，需特别注意观察和处理的问题，并将上述内容写入转科记录中。

二、人员配置

重症医学科必须配备足够数量、经专门训练、掌握重症医学基本理念、基础知识和基本操作技能、具备重症医学资质并具有独立工作能力的固定医护人员。

1. 人员配置数量　重症医学科专科医师的固定编制人数与床位数之比应为 0.8∶1 以上,护士人数与床位数之比应为 3∶1 以上。HDU 医护人员与床位数之比可适当降低。

可以根据需要配备适当数量的医疗辅助人员(呼吸治疗师、营养师等),有条件的医院还可配备相关的设备技术与维修人员。

应至少配备一名具有副高以上专业技术职务任职资格的医师担任重症医学科主任,全面负责医疗护理工作和质量控制与建设。

应至少配备一名具有中级以上专业技术职务任职资格的护理人员担任重症医学科护士长,负责护理人员管理与临床工作。

2. 人员配置构成　重症医学科医师组成应包括高级、中级和初级医师,每个管理单元必须至少配备一名具有副高以上专业技术职务任职资格的医师全面负责医疗工作,一名以上固定的中级专业技术职务任职资格的医师负责日常工作,初级医师及部分轮科、进修医师具体实施各项医疗工作。

每个管理单元及班组均需至少配备一名具有中级以上专业技术职称的护理人员负责日常工作。

3. 人员准入标准

(1) 医师:重症医学科医师应经过三年规范化的相关学科轮转培训。三级医院(包括三级医院)以下医院医师应在三级甲等医院进修学习六个月以上。

经过严格的专业资质理论和技术培训并考核合格。

(2) 护士:必须经过严格的专业资质理论和技术培训并考核合格。

4. 人员专业技能要求

(1) 医师:必须具备重症医学相关的基础理论知识。掌握重要脏器和系统的相关生理、病理及病理生理学知识、临床药理和伦理学概念。

掌握重症患者重要器官及系统的监测方法及技术:① 血流动力学监测(肺动脉漂浮导管、脉搏指示剂持续心输出量、NICO 及阻抗无创心输出量);② 氧代谢监测;③ 呼吸力学监测;④ 呼气末CO_2监测;⑤ 血气、电解质及酸碱平衡监测;⑥ 血糖监测;⑦ 神经系统监测(颅内压、脑电双频指数 BIS 监测);⑧ 膀胱测压技术;⑨ 床边超声技术;⑩ 出凝血功能监测;⑪ 肾上腺皮质功能监测。

掌握重症患者重要器官及系统的支持技能:① 心肺脑复苏;② 气道管理及人工气道建立;③ 氧气疗法;④ 机械通气;⑤ 纤维支气管镜技术;⑥ 支气管肺泡灌洗术;⑦ 深静脉及动脉置管技术;⑧ 液体复苏技术;⑨ 胸穿、腰穿、心包穿刺术及胸腔闭式引流术;⑩ 经 CT 或 B 超引导下胸腹腔穿刺及灌洗术;⑪ 电复律与心脏除颤术;⑫ 床旁临时心脏起搏技术;⑬ 持续血液净化技术;⑭ 胃管、鼻肠管置入术;⑮ 经皮胃造瘘技术;⑯ 肠内、肠外营养支持技术;⑰ 亚低温技术;⑱ 主动脉内球囊反搏技术;⑲ 体外膜肺氧合技术;⑳ 感染诊断及抗生素治疗技术;㉑ 院内感染预防及治疗技术;㉒ 镇静及镇痛技术;㉓ 深静脉血栓防治技术;㉔ 危重患者转运技术。

掌握危重疾病的识别、诊断及鉴别诊断:① 休克;② 呼吸衰竭;③ 急性呼吸窘迫综合征;④ 心功能不全、严重心律失常;急性肺栓塞;⑤ 急性肾功能不全;⑥ 中枢神经系统功能障碍;⑦ 严重肝功能障碍;⑧ 胃肠功能紊乱与消化道大出血;⑨ 急性凝血功能障碍;⑩ 严重内分泌与代谢紊乱;⑪ 威胁生命的感染;⑫ 威胁生命的创伤及烧伤;⑬ 水、电解质与酸碱平衡紊乱;⑭ 多器官功能障碍综合征。

掌握疾病危重程度的评估方法:① 急性生理功能和慢性健康状况评分系统Ⅱ、Ⅲ(APACHEⅡ、Ⅲ);② 简明急性生理功能评分(SAPSII);③ 序贯器官衰竭估计(SOFA)评分;④ 多系统功能不全评分方法(MODS评分);⑤ 损伤程度评分(ISS);⑥ 格拉斯哥昏迷评分(GCS);⑦ 临床肺部感染评分(CPIS);⑧ 肝硬化 Child-pugh 分级;⑨ Ranson 评分;⑩ Riker 镇静和躁动评分(SAS);⑪ Ramsay 评分;⑫ RIFEL 分层诊断标准。

了解国内外重症医学发展动态,每年至少参加1次省级或省级以上重症医学相关继续医学教育培训项目的学习。

(2) 护士:掌握重症医学护理专业技术:① 监护仪的使用;② 气道管理和呼吸机应用管理技术;③ 氧气疗法;④ 血液净化应用管理技术;⑤ 心肺脑复苏术;⑥ 营养支持技术;⑦ 胸部物理治疗技术;⑧ 输液泵、注射泵及营养泵的使用及管理;⑨ 升降温毯的使用;⑩ 各类动静脉导管及引流管的护理等。

掌握重症医学护理综合能力:① 重症患者的整体及专科护理;② 重症患者紧急救治时的协调与合作;③ 各类应急事件的处理;④ 护理安全与风险评估;⑤ 医院感染预防与控制等。

每年至少参加1次重症医学相关继续医学教育培训项目的学习。

第四章 重症医学科质量管理与控制

为了确保危重患者监测治疗的医疗质量和安全,提高重症医学科中危重患者的抢救成功率,根据国内外危重病医学发展体系理论和实践,制定重症医学科质量管理与控制要求。

一、医疗质量管理

医院应根据卫生部规定制定重症医学科统一管理的相关规定和考核要求,明确重症患者收治范围、流程和转出机制,保证重症病人能及时转入 ICU 得到救治,而且病情稳定者能及时转出,使 ICU 最大限度地发挥作用;ICU 应严格掌握收治、转出指征,避免医疗资源浪费。

科室应建立并全面落实卫生部制定的医疗核心制度,如:首诊负责制度、会诊制度、临床用血制度、三级医师查房制度、疑难危重病例讨论制度、死亡病例讨论制度、危重病人抢救制度、知情同意制度、医护人员值班、交接班制度、患者出入登记制度、消毒隔离制度、院内感染控制制度、抗菌药合理使用制度等。

科室成立以科主任为组长、其他相关人员为组员的质量管理与控制小组,建立不良事件主动上报制度,定期分析医疗质量情况(包括诊断的及时性与准确性,治疗的规范和有效性,治疗的安全性与不良事件,核心制度的执行情况),并提出整改意见,落实整改措施,确保医疗质量持续改进。

实行重症医学科医务人员岗位准入制度:在重症医学科工作的专科医务人员除具备执业医师或护士资格外,还应取得重症医学医师或护士资格,否则不能在 ICU 中实施医疗行为。

强化重症医学科医护人员的理论和技能培训,建立医务人员培训计划及档案。有针对危重病医学专业的"三基三严"训练计划、实施、考核和奖惩制度及措施,并认真落实。

实行高危技术操作授权许可制度,并定期进行质量评价。新开展技术应在事前充分论证和准备,并按规定申报,经医院相关科室同意后方可实施。实施中应加强管理,确保患者安全。严禁为开展技术而盲目引进技术,损害患者利益。

科室应根据重症医学指南和临床操作规程制定常见重症病人救治流程(部分重症疾病救治流程见本章附件)。

主管医师应根据患者病情做好病程记录,下班前必须将所管患者病情及治疗、观察重点记录在病历中,以口头和文字两种形式向值班医师交班。值班医师在值班期间至少有1次病程记录,如病情变化应及时记录病程记录。

科室应根据本科工作特点认真落实医患沟通制度,主管医师应主动与家属进行沟通,尊重患者及家属的知情同意权,并在病历中有相应记录。对预后不佳、难以承受医疗费用和已经产生医疗纠纷的患者应更加重视,及时发放病危病重通知单。当患者出现相关并发症和(或)合并症时,应及时与相关科室联系会诊,并向科室负责人汇报。重大或涉及多科抢救时,立即通知相关负责人到场,并报告科领导。对临床治疗上的难点主管医师应及时向科室领导汇报,由科主任组织讨论并总结,必要时邀请其他科室参加,主管医师负责记录并具体实施会诊意见。

ICU的有创操作仅限于教科书和操作常规中指明的项目和方法,不得擅自独创。为病人选择各种有创操作时,都必须有明确的诊断(监测)或治疗目的和指征。所有有创操作都应当由有操作经验的医师执行或在其指导下完成。无经验医师在进行有创操作前必须熟知相关的理论知识,包括局部解剖、生理、操作方法、途径、可能产生的并发症及其防止措施,临床观摩过该项操作,经主任考核同意后在有经验的医师指导下方可实施操作。

建立差错事故登记本,并作为对工作人员考核内容之一;严重医疗差错事故应直接向科主任汇报,必要时向医务部口头报告,并将时间、经过、性质、处理意见整理成书面材料。医疗差错或事故发生后,必须迅速采取积极有效的处理和防范措施,尽量减轻差错或事故对患者的损害。

二、医院感染管理

成立医院感染管理小组,由科主任、护士长、监控医师和监控护士组成,负责 ICU 医院感染管理制度的制定和监督制度的落实。

1. 制定医院感染管理制度　内容应包括:工作人员管理、病人管理、访客管理、环境与物品管理、废物管理、手卫生、医院感染监测和感染病例报告以及抗菌药物管理制度。

2. 制定重点管理项目如呼吸机相关肺炎、血管内导管相关感染和尿管相关尿路感染预防的操作流程(见本章附件)。

3. 病人的安置与管理要求

(1) 应将感染与非感染病人分开安置。

(2) 对于疑似有传播性的特殊感染或重症感染,应隔离于单独房间。对于空气传播的感染源,如开放性肺结核,应隔离于负压病房。

(3) 对于 MRSA、泛耐药鲍曼不动杆菌等感染或携带者,尽量隔离于单独房间,并有醒目的标识。如病房有限,可以将同类耐药菌感染或携带者集中安置。

(4) 对于重症感染、多重耐药菌感染或携带者和其他特殊感染病人,建议分组护理,固定人员。

(5) 接受器官移植等免疫功能明显抑制的病人,应安置于正压病房,并有保护性隔离醒目标识。

(6) 医务人员不可同时照顾负压隔离室内的病人和保护性隔离的病人。

(7) 如无禁忌证,应将床头抬高 30°～45°。

(8) 重视病人的口腔护理。对存在医院内肺炎高危因素的病人,采用洗必泰漱口或口腔冲洗,每日 4 次。

4. 手卫生

（1）配备足够的手卫生设施：包括非手接触式水龙头、洗手液、干手设施和速干手消毒剂，开放式病床至少每2床1套，单间配备专门的手卫生设施。

（2）严格执行手卫生，工作人员掌握手卫生指征并在工作中落实。

（3）病区入口处应有手卫生宣传资料。

（4）洗手液和速干手消毒剂的消耗量与病人的床日数相符（速干手消毒剂消耗：每日20 ml/床）。

5. 环境、物体表面和物品的管理

（1）空气：普通ICU每天开窗通风2次，每次至少30 min，定期清洗空调过滤网及排风设施；有净化系统的ICU应按照净化系统的要求进行维护。

（2）物体表面应保持清洁，如被病人血液体液污染应及时清洗消毒。

（3）禁止在室内摆放干花、鲜花或盆栽植物。

（4）重复使用的呼吸机螺纹管、雾化器使用后应达到灭菌消毒。

（5）配备足够的个人防护用品如手套、帽子、口罩、面罩或护目镜、防水围裙和隔离衣等并能正确使用。

（6）污物由专用的通道送出，如无专用通道，密闭的污物和包裹的死亡病人尸体可经病人通道送出。

6. 重点医院感染预防按照标准操作规程实施

7. 感染监测与报告

（1）开展呼吸机相关肺炎、血管内导管相关感染、尿管相关尿路感染的目标性监测，常规监测ICU医院感染发病率、感染类型、常见病原体和耐药状况等，尤其是三种导管（中心静脉导管、气管插管和导尿管）相关感染。

（2）加强医院感染耐药菌监测，对ICU内的多重耐药菌和感染病原学分布及其耐药情况进行监测和统计分析；对于疑似感染病人,应采集相应微生物标本做细菌、真菌等微生物检验和药敏试验。

(3) 应进行ICU抗菌药物应用监测,发现药物副作用等异常情况,及时采取干预措施。

(4) 不建议常规进行ICU病室空气、物体表面、医务人员手部皮肤微生物监测,但怀疑医院感染暴发、ICU新建或改建、病室环境的消毒方法改变,应进行相应的微生物采样和检验。

(5) 医院感染管理人员应经常巡视ICU,监督各项感染控制措施的落实,发现问题及时纠正解决。

(6) 早期识别医院感染暴发和实施有效的干预措施:短期内同种病原体如MRSA、鲍曼不动杆菌、艰难梭菌等连续出现3例以上时,应怀疑感染暴发。通过收集病例资料、流行病学调查、微生物检验,甚至脉冲场凝胶电泳等工具,分析判断确定可能的传播途径,并据此制订相应的感染控制措施。例如鲍曼不动杆菌常为ICU环境污染,经医务人员手导致传播和暴发,对其有效的感染控制方法包括严格执行手卫生标准、增加相关医疗物品和ICU环境的消毒次数、隔离和积极治疗病人,在出现MRSA、鲍曼不动杆菌等多重耐药菌医院感染暴发时应暂停接收新病人。在连续两次以上环境微生物学监测未检出相应病原体后方可重新开始收治病人。

(7) 医院感染管理科对ICU院内感染实行月报告制度,每月对ICU呼吸机相关肺炎、血管内留置导管相关感染、导尿管相关尿路感染发生率等进行汇总报告,并针对存在问题提出相应整改建议,并监督检查,以体现医院感染控制持续改进,切实降低医院感染率。

三、护理质量控制

有健全的护理工作制度,护士岗位职责和工作标准、护理常规。护理人员人数符合规定,梯队结构合理。有紧急状态下护理人力资源调配方案。

病区内有护理质量监控小组,每月至少进行两次护理质量检查。

ICU专科护士应取得护士执照并经ICU专科培训合格。熟练掌握重症护理基本理论和技能,考核合格。未经培训或考核不合格者不得在ICU中实施相应的护理操作。

护士掌握危重病人病情,对病人实行24小时连续动态监测并详细记录生命体征及病情变化。急救护理措施准确及时。护理文件书写规范、记录完整、整洁。

危重症病人基础护理和专科护理措施到位,确保病人安全、舒适。没有护理并发症。

附件:ICU院内感染防控规范

(一) 呼吸机相关肺炎

1. 如无禁忌证,应将床头抬高30°~45°,以减少胃液反流和误吸。

2. 对存在HAP高危因素的患者,建议洗必泰漱口或口腔冲洗,每2~6小时一次。

3. 严格掌握气管插管或切开适应证。

4. 对气管插管或切开患者,吸痰时应严格执行无菌操作。吸痰前、后,医务人员必须遵循手卫生规范。

5. 建议使用可吸引的气管导管,定期(每小时)作声门下分泌物引流。

6. 呼吸机螺纹管每周更换1次,有明显分泌物污染时则应及时更换;湿化器添加水可使用蒸馏水,每天更换;螺纹管冷凝水应及时作为污水清除,不可直接倾倒在室内地面,不可使冷凝水流向患者气道。

7. 对于人工气道/机械通气患者,每天评估是否可以撤机和拔管,减少插管天数。

8. 不宜常规采用选择性消化道脱污染(SDD)来预防

HAP/VAP。

9. 尽量减少使用或尽早停用预防应激性溃疡的药物,包括H_2受体阻滞剂如西咪替丁和(或)制酸剂。

10. 对于器官移植、粒细胞减少症等严重免疫功能抑制患者,应进行保护性隔离,包括安置于层流室,医务人员进入病室时须戴口罩、帽子,穿无菌隔离衣等。

11. 正确进行呼吸机及相关配件的消毒。

12. 鼓励早期肠内营养,促进肠道功能恢复。

13. 有关预防措施对全体医务人员包括护工定期进行教育培训考核,并予记录。

(二)血管内导管相关感染

1. 插管时的预防控制措施

(1) 深静脉置管时应遵守最大限度的无菌操作要求,插管部位应铺大无菌单。

(2) 操作人员应戴帽子、口罩,穿无菌手术衣。

(3) 认真执行手消毒程序,戴无菌手套,插管过程中手套意外破损应立即更换。

(4) 插管过程中严格遵循无菌操作技术。

(5) 使用的医疗器械以及各种敷料必须达到灭菌水平,接触病人的麻醉用品应当一人一用一消毒。

(6) 选择合适的穿刺点。

(7) 消毒穿刺部位,消毒液完全干燥后才能进行穿刺。

(8) 在满足临床需要的前提下,尽量选择导管接头、管腔最少的中心静脉导管。

(9) 患有疖肿、湿疹等皮肤病,患感冒等呼吸道疾病,感染或携带有MRSA的工作人员,在未治愈前不应进行插管操作。

2. 置管后的预防控制措施

(1) 用无菌透明专用贴膜或无菌纱布敷料覆盖穿刺点。

(2) 定期更换穿刺点覆盖的敷料,更换间隔时间:无菌纱布为每2天一次,至少每7天更换一次透明敷料,但敷料出现潮湿、松动、沾污时应立即更换。

(3) 保持三通锁闭清洁,如有血迹等污染应立即更换。

(4) 病人洗澡或擦身时要注意对导管的保护,不要把导管浸入水中。

(5) 输液管更换不宜过频,但在输血、输入血制品、脂肪乳剂后或停止输液时应及时更换。

(6) 接触导管接口或更换敷料时,操作者应洗手或手消毒。按照无菌操作原则消毒导管接口及肝素帽,避免污染;如戴手套必须使用一次性无菌手套,不能以戴手套代替洗手或手消毒。

(7) 对无菌操作不规范的紧急置管,应在48小时内更换导管,如需要可选择另一穿刺点重新置管。

(8) 怀疑导管相关性感染时,应考虑拔除导管,但无需为预防感染而定期更换导管。

(9) 由经过培训且经验丰富的人员负责留置导管及其日常护理工作,插管72小时后,每天评价导管留置的必要性,尽早拔除导管。

(10) 定期对医务人员进行导管相关性感染预防措施的培训。每月公布导管相关性血流感染发生率。

3. **循证医学不推荐的预防措施**

(1) 不提倡常规对拔出的导管尖端进行细菌培养,除非怀疑有 CR-BSI。

(2) 不要在穿刺部位局部涂含抗菌药物的药膏。

(3) 不要常规使用抗感染药物封管来预防 CR-BSI。

(4) 不推荐通过全身用抗菌药物预防 CR-BSI。

(5) 不要为了预防感染而定期更换中心静脉导管和动脉导管。

(6) 不要为了预防感染而常规通过导丝更换非隧道式导管。

(7) 不要常规在中心静脉导管内放置过滤器预防 CR-BSI。

（三）导尿管相关尿路感染

1. 插管前准备与插管时的措施

（1）尽量避免不必要的留置导尿。

（2）仔细检查无菌导尿包,如过期、外包装破损、潮湿,不得使用。

（3）根据年龄、性别、尿道情况选择合适的导尿管口径、类型。通常成年男性选 16F,女性选 14F。

（4）规范手卫生和戴手套的程序。

（5）尽可能选择单包装的灭菌润滑剂。

（6）常规的消毒方法:用 0.25%～0.5%碘伏消毒尿道口及其周围皮肤黏膜,程序如下:

① 男性:自尿道口、龟头向外旋转擦拭消毒,注意洗净包皮及冠状沟。

② 女性:先清洗外阴,其原则由上至下,由内向外,然后清洗尿道口、前庭、两侧大小阴唇,最后会阴、肛门,每一个棉球不能重复使用。

（7）插管过程严格执行无菌操作,动作要轻柔,避免尿道黏膜损伤。

（8）对留置导尿患者,应采用密闭式引流系统。

2. 插管后的预防措施

（1）保持尿液引流系统通畅和完整,不要轻易打开导尿管与集尿袋的接口;如要留取尿标本,可从集尿袋采集,但此标本不得用于普通细菌和真菌学检查。

（2）导尿管不慎脱落或导尿管密闭系统被破坏,需要更换导尿管。

（3）集尿袋不得高于膀胱水平,也不可接触地面,如下床活动或搬运时,应临时夹闭并固定尿袋引流管,防止反流。

（4）集尿袋达 2/3 满时要及时排放,放尿时尿袋末端管口防止污染;疑似导尿管阻塞应更换导管,不得冲洗。

(5) 不应常规采用膀胱冲洗预防泌尿道感染。

(6) 保持会阴部清洁干燥。

(7) 尿路感染使用抗菌药物前,应送尿培养,必要时拔除导尿管。

(8) 长期留置导尿病人,导尿管更换每2周一次,集尿袋更换每2周一次,更换时注意无菌操作。

(9) 每日评价留置导管的必要性,尽早拔除导尿管。

(10) 长期留置导管病人,建议每周检测尿常规一次。

(11) 定期对医务人员进行宣教,每月公布导尿管相关尿路感染发生率。

第五章　重症医学科管理

当前医学管理模式中,危重病人救治成功率是衡量一个医院医疗水平的重要标志。重症医学科是危重病人集中之地,医疗质量的优劣直接关系病人安危,影响到抢救成功率,故医疗质量管理是重症医学科管理的核心。因此,必须落实医院有关危重病人管理的规定并建立相应的规章制度。

第一节　医疗和科研教学管理

一、医疗管理

1. **作息时间**　严格执行所制定的作息时间制度。
2. **首诊负责制**　首诊医师负责诊疗和抢救,不可拒诊和推诿病人。危重病人应由首诊医师负责抢救,如属非本科室范畴,应立即通知相关科室医师共同参与抢救。
3. **抢救制度**　一般由主任医师或科主任负责组织并主持危重病人的抢救工作。科主任不在时,由职称最高的医师负责主持抢救工作,但必须及时通知科主任。

特殊病人或需跨科协同抢救时应及时报告医务处。

各种记录要及时、全面。涉及法律纠纷的要报告有关部门。

参加抢救者要服从抢救者医嘱,应嘱家属离开抢救现场。

4. **向家属介绍病情**　每天定时由管床医师向家属简要介绍病情,并耐心回答家属提出的问题。

患者病情恶化或骤然变化,应及时通知家属并向家属发书面病危通知书,需行抢救或特殊的有创检查或治疗时,应随时向家属说明,必要时请其签字。

5. **查房制度**　遵循三级查房制度,科主任、主任医师、副主任医师每周定期查房,主治医师每天早晚各查房一次,查房应有住院医师、护士和有关人员参加。

(1) 三级查房:指科主任(主任医师或副主任医师)、主治医师和住院医师查房。

主任医师或科主任查房,应有医疗组长、主治医师、住院医师、护士长和有关人员参加;主治医师查房应有住院医师、责任护士和有关人员参加。

(2) 科主任或主任医师查房:科主任每周定期查房1次。查房针对全病区病人。查房要解决疑难病例、危重病人、新入院病人的诊断和治疗问题。

(3) 病程记录:一线及值班医师在交班前要按时书写病程记录,若有会诊、抢救、病情突然变化时,要随时书写病程记录。

6. 交接班制度　为使ICU的工作顺利、序贯地进行,避免医疗事故的发生,要求值班医生、护士认真向下一班工作人员进行床旁交班。交班时禁止谈论与交班无关的内容,尤其是医疗保护性内容和病人的隐私;禁止在病人面前谈论医疗过失与差错,交接班时不允许病人家属在场。

7. 会诊及疑难病例讨论制度　请求会诊原则上由医疗组长及科主任决定,遇有紧急抢救可先行请求会诊,同时向上级医师汇报。大型会诊全体医师均需参加。

8. 死亡病例讨论制度　存在法律或医疗纠纷、或预计可能出现纠纷以及死亡原因不明者必须向家属询问是否同意尸解。死亡病例讨论必须在死亡后1周内进行,由副高级以上医师主持。参加者为全体医师、相关护理人员、负责床位医师。讨论时值班医师或床位医师应事先准备好病例、胸片和其他有关资料。死亡病例涉及其他科室时,必须请相关科室人员参加;讨论情况由管床医师及时记录,并经主持人审签。

9. 考核和检查制度　进修重症医学科的医师及住院医师,结束学习和工作前要进行业务考核和考试,其成绩通知科内。考试内容紧密结合临床实践。

10. 业务学习制度　原则上定期业务学习，要求全体医生参加。可安排教学查房及各种形式的继续教育讲座。可多安排和临床相结合的病例分析。

11. 危重病人管理规范　认真执行首诊负责制，每个危重病人都必须进行特别监护，如出现疼痛，管床医生必须在及时解决。遇有临床诊治疑难、病情突然改变的危重病人，管床医生或经治医生应及时向上级医师、科主任汇报备案及准许后，发出病危通知和（或）病危通知单。

对危重病人，科主任或病区组长应及时诊察病人，组织科内会诊讨论研究病情，制定积极有效的医疗护理抢救方案。组成由科主任、病区组长、护士长为首的临床抢救小组，负责对病危病人抢救措施的具体落实、督促和协调，指定至少一名副高及以上的医师专门负责抢救措施的具体落实，及时组织申请全院或院外会诊抢救，医护共同努力，争取最好的诊疗效果。

对危重病人，各科室要加强管理，严格执行三级医师查房制度，各负其责，把好医疗服务质量关，要求分管副主任医师每日查房1~2次，管床住院医师应坚守岗位，严密观察病情变化，及时向上级医师报告病情，以便正确有效地处理和抢救病人。

病危通知应及时发出。病危通知单一式三联，一联交病人，一联报医务处备案，一联留病历存档，在发出病危通知时（口头或书面病危通知单），应有管床医师认真、详细地向病人家属或单位通报病情、预后及院方的抢救措施，与病人家属保持良好的沟通，争取患方的合作与支持。

做到及时准确地记录病历等医疗文件。要求认真执行《病历书写规范》，加强病历内涵质量。及时记录病情变化和抢救情况，病程记录每日不少于1次，认真书写会诊记录、手术记录、各种特别记录，用专用病历纸书写疑难重病例讨论记录、交接班记录等，真实地反映病情和抢救经过。

对危重病人要认真执行交接班制度,认真做好书面交接记录。同时,要做好床边、口头交接班,以保证抢救工作顺利进行。

加强对危重病人的护理,责任护士要按护理计划落实各项护理措施,认真做好等级护理、特殊护理等各项护理内容。

二、科研教学管理(含继续教育)

1. 科研管理　科研工作是科室可持续发展的基础,是科室发展壮大的核心所在。重症医学科务必进行一定的基础研究和临床研究,并形成自己的特色。重症医学科必须考虑所面临的诸多发展机遇和一系列严峻的挑战,把科研工作置于重中之重,保证学科各项事业和谐、健康、可持续发展。本着坚持以人为本,树立全面、协调、可持续发展的科学发展观,首先要理清思路,明确定位,找准突破口。医护人员要有强烈的竞争意识、科研发展意识、赶超意识和危机意识,形势逼人,不进则退。

可从以下几个方面着手:

(1) 科研工作指导小组,积极组织申报科研项目,优势项目优先发展。加强这些方面的课题申报及投标,力争中标。

(2) 整合科室内部资源,确定个人科研方向,协调课题组研究人员的组成。建立适合未来学科发展的科研队伍。加强年轻同志的培养和锻炼,大胆引进人才,使科研水平尽快上一个新台阶。

(3) 加强各方面的合作,包括院内科室之间的合作,以及与院外相关学科合作,形成集团优势,促进重症医学科科研上一个新台阶。

(4) 在科研项目的数量要有新的进展,积极申报各种科研项目及基金,在科研总体水平上得以提升。然后,提升科技论文的档次,力争发表"SCI"论文。

(5) 医院领导予以扶持。

(6) 鼓励全科医护人员撰写科研论文,本科人员在国、内外正式医学刊物(ISSN/CN)发表论文一篇,实行奖励。

2. 教育　所有重症医学科人员必须有时间和经费的保障,以接受基础教育和继续教育,确保重症医学科人员熟悉最新现代化技术,培训教育课必须开设,参加这些课程的学员必须保证高出勤率和成绩优良。积极申报省级或国家级继续教育项目,鼓励医护人员参与其他继续教育项目的学习,更新知识并提高水平。

第二节 设备管理

重症医学科应有专用的设备储藏室,所有仪器、设备及耗材应分类妥善放置,并由专人负责管理。仪器的管理、设备申购(含论证意见)、领用和报废等手续齐全。

各种仪器、设备使用情况应有记录。定期检查、清点和保养,并有相应记录。发现仪器设备问题及时报修,保证其正常使用。

各种仪器设备使用后应及时清理,保持清洁。备用设备必须处于已消毒状态,有备用标识。

科内应定期对员工进行仪器应用培训,包括适应证、禁忌证、使用注意事项、操作与流程、常见故障识别和排除方法以及消毒等,员工应做到熟练掌握。使用者应经培训,并经考核取得资格后方可使用,培训考核要有记录。非本科固定医护人员,未经科领导同意不得单独使用。对 CRRT、IAPB、ECMO 等高风险设备的使用须采用分级管理。

严格按操作规程使用仪器设备,对使用过程中出现的停电、故障等情况需有应急预案。使用过程中如有故障由使用者及时向设备管理员、护士长或科主任汇报,联系维修,不得擅自处理。

医院设备科对 ICU 仪器应定期检测并做相关记录。ICU 仪器设备维修、检测、保养,以及购置、更新等必须有专门记录及相关人员签字。

ICU 仪器设备原则上不得外借。在特殊情况下,由医疗行政部门与设备科、ICU 科主任协调处理 ICU 仪器设备外借问题。外借设备在 ICU 内调试正常交付设备科,并由设备科负责设备外借的过程、维护与维修，以及归还等。所有过程必须有记录，并有相关人员签字。

第三节 信息管理

重症医学(critical care medicine)已成为体现医院现代化和医疗救治水平的重要标志。现代医学的发展与计算机技术的进步有着密切的联系，作为前沿新兴学科的重症医学，通过应用大量计算机高新技术和先进的监护仪器和抢救设备，对患者进行严密的监测、分析和评估，运用滴定式治疗和早期积极干预治疗的理念，在危重患者救治中承担主要角色。随着计算机技术的进步，将计算机信息化技术整合入重症医学的重症临床信息化系统(clinical information system,CIS)，将在重症医学的发展和临床实践中起到越来越重要的作用。

一、重症医学信息管理

重症医学信息系统是以重症患者信息的采集、存储、展现、分析处理为中心，为临床医护人员和医技科室服务的信息系统，主要包括集成化临床信息系统(ICIS)、医生工作站系统、护理信息系统(NIS)、检验信息系统(LIS)和医学图像管理系统(PACS)等，其核心为ICIS。目前实现重症医学信息化建设的重点和方向是完善ICIS，也就是将重症患者的所有临床信息在HIS及其他子系统上，如LIS、PACS、电子病历(EMR)、CPOE、临床决策支持系统(CDSS)和远程医疗支持系统等实现无缝链接的基础上进行分析整合，以便嵌合临床路径、规范和指南。重症医学临床信息化的主要内容包括重要生理参数的监测、记录和分析；药物代谢动力学、药物不良反应监测与靶控输注；临床决策、临床路径、治疗规范和指导指南的实施；对治疗进行智能化的反馈；实施远程监测和远程会诊等。

二、重症医学信息化的重要性和必要性

临床信息数字化系统是重症患者滴定式治疗模式的基础。临床信息系统可以帮助重症医师在繁杂的各种信息中迅速准确的完成诊断－治疗反馈(diagnosis-therapy cycle)和滴定式治疗。

重症患者临床信息量巨大,需要临床信息数字化系统来管理和整合。临床信息数字化系统使得大量实时数据采集、管理和整合成为可能,并进一步进行分析和筛选,起到预警和指导治疗,可明显减少人力,增加工作效能,提高数据的科学性和真实性。

临床信息数字化使重症医学科标准临床路径的实施更规范、有序,有望降低重症患者病死率,降低医疗成本。通过临床急危重症临床路径的信息化、数字化、系统化,将循证医学的标准治疗流程整合入临床信息数字化系统,明显提高流程的依从性,减轻医务人员工作负担。

临床信息系统可以规范药物治疗,保证医疗安全。计算机医嘱系统有助于减少人为的用药差错,提高医疗质量,优化资源利用,并便于药物信息的收集与交流。

网络化医疗和远程医疗系统是临床信息数字化的重要组成部分,是现代重症医学新的发展趋势。另外,多中心临床试验需要临床信息数字化系统来管理和监控。

三、重症医学信息化要求

完善临床信息系统的数据分析和智能化程序,完善病情评估、临床预警和治疗决策支持系统。

实现各种监护治疗仪器、设备间的无障碍数据采集、传输和交换,是重症医学信息化的基础。

需要对大量监测信息进行智能化分析,进行数据的合理调用,整合治疗过程中病情变化和重要参数的变化趋势,辅助临床治疗决策。

集成化临床信息系统需要在传感器、计算机数据处理能力、人工智能、智能网络(neural networks)以及数据整合等多方面技术

进步的基础上,完善预警系统,提供具有临床意义的智能预警,减少错误报警率。

临床决策支持系统可协助临床诊断,提供治疗建议和各种电子治疗规范和指南。但目前临床信息系统仅仅具备一些初级临床决策支持功能,这不仅是计算机技术上的原因,也是因为缺乏有效临床运行的重症医学管理决策模式和确实可行的临床治疗指南。

在重症医学临床信息系统基础上发展、完善远程监测和会诊系统。

第四节 医疗安全管理

重症患者疾病严重程度高、病情复杂,常需要医生在缺乏可靠检查依据时紧急作出高风险救治决定,同时由于重症患者自我调节和代偿能力降低,可能同时需要应用多项高级生命支持技术或措施,一旦发生医疗错误,后果非常严重,甚至威胁患者生命。因此必须制定切实有效的安全管理制度,并严格执行以保证医疗安全。

一、建立健全规章制度并严格执行

在已有的医院规章制度的基础上,重症医学科应当根据本医院及本科室的特点,进一步制定与重症医学科相对应的制度或细则,不断完善本科的管理与诊疗常规。

严格执行卫生部规定的 12 项核心制度,尤其是三级查房制度、病历书写制度、疑难危重病例讨论制度、危重病人抢救制度、交接班制度、会诊制度、死亡病例讨论制度等,同时也要落实消毒隔离等规章制度。

加强医疗质量关键环节的管理,包括病情与诊疗方案的讨论与制定、医院感染监控与防控措施的制定、抗菌药物的合理应用、重症患者的转运以及患者或家属知情同意等。

制定并严格执行患者转入、转出重症医学科标准。

建立重症医学科医疗质量管理与控制小组,建全积极报告制度和医疗质量月报制度。

医疗仪器、设备应保持性能状态良好,保证可以及时使用,维护及消毒有相应记录。

医院检验科、影像科等医技科室必须随时为重症患者提供必需的辅助检查服务。

二、重症医学科人员准入制度

重症医学科医师应经过严格专业理论和技能培训,应经过相关学科的规范化轮转培训,能够对重症患者进行各项监测与治疗。

重症医学科医师必须具备重症医学相关理论知识,掌握重要器官和系统的相关生理、病理和病理生理学知识,掌握重症医学相关的临床药理学知识和伦理学概念。应掌握重症患者重要器官、系统功能监测和支持的理论和技能。还应掌握重症医学专科监测与治疗技术。

重症医学科高年资住院医师以上人员每年至少应参加一次省级继续医学教育项目的学习,并经过市级以上诊疗指南和临床技术操作规范培训,获得合格证书。

重症医学科护士必须经过严格的专业培训,熟练掌握重症护理的基础理论与技能,经市级以上重症护理专科培训获得合格证书,并经专科考核合格后才能上岗。

三、重症医学科危重病人抢救制度

重症患者处于危及生命状态或病情危重、短期内有生命危险时,各级医护人员必须采取积极有效的抢救措施,同时要及时向家属说明病情及预后。

一般由主任医师或科主任负责组织并主持危重病人的抢救工作。科主任不在时,由职称最高的医师负责主持抢救工作。参加抢救人员必须听从指挥、严肃认真、积极配合。

下级医师在抢救过程中遇到诊断、治疗、技术操作、管理等方面困难时,必须及时请示汇报,上级医师接到请示后必须迅速到达现场,解决有关问题,必要时向医疗主管部门汇报。

认真做好抢救记录,要求准确、清晰、简明、扼要、完整,抢救记录由管床医生或值班医生书写,主治医师以上人员签名审查。如遇抢救患者未能及时记录,有关人员必须在抢救结束6小时内据实补记。

抢救过程中必须遵守医疗操作常规,不得因为抢救而忽视正规操作和病人的消毒隔离,以免造成事故和交叉感染。

各种抢救药物的空瓶或外包装必须集中放置,保留至抢救成功或病人死亡,以便查对。

四、重症医学科病情沟通制度

重症医学科医生必须与患者家属进行病情沟通,内容包括告知病情及治疗,评估可能发生的预后和治疗费用,并回答疑问以达成对病情和治疗的一致意见。

沟通由主治医师负责,必要时与患者原所属专科医生共同进行。

重症医学科医师同时负责与患者原所属专科医生沟通,对治疗达到一致意见。

沟通至少每日一次,病情危急时随时沟通。

在与患者家属进行沟通时,如发现与患者家属存在严重意见分歧、纠纷或可能有纠纷时,应及时向科主任及医疗主管部门汇报。

五、重症医学科知情同意制度

在重症医学科临床诊疗活动中,出现患者病情危重、体质特殊,需行特殊检查、特殊治疗,费用过高的和试验性临床医疗等情况,医务人员必须履行告知义务,详细填写知情同意书。

知情同意书内容包括:有创操作、特殊检查、特殊治疗的项目、目的、风险性及可能并发症等,也包括不执行此项操作、检查、治疗所带来的后果。

知情同意书应由医师和患者或家属签字,由家属签字的必须有授权委托书。

因为重症医学科工作的特殊性,遇到危及患者生命的情况需要手术、有创操作、特殊检查或特殊治疗时,如因各种原因不能在手术、操作、检查或治疗前签字的,应以维护患者生命安全为原则,可通知家属,讲明情况后先行操作或手术。如因各种原因无法通知到家属并签字的,应取得医疗机构负责人或其授权的负责人签字方可执行,家属到达后需尽快补办相关手续。

属重症医学科拟实施的抢救性检查治疗措施时,要由主治医师向患者或(和)家属告知不接受相应措施可能出现的后果,并明确责任关系。告知情况并详细记录,由主治医师和患者或(和)家属共同签名确认。

知情同意书一旦签署,必须随病历妥善保管,切勿丢失。

六、重症医学科有创操作管理制度

必须经过相关操作的理论培训,掌握适应证、禁忌证、操作步骤和注意事项。

必须在上级医师指导下完成一定数量的操作培训并有操作培训记录。

必须经科室考核小组考核通过并报医院医务部门备案后才能独立操作。

有创操作实施前必须取得知情同意。

国家卫生行政部门规定的二、三类操作技术必须按照相关规定执行。

七、重症医学科设备使用管理制度

医院和科室必须有设备定期保养、维护、校验制度,并有相关记录。

使用人员必须经过设备使用的理论培训,并有相关培训记录。

使用人员必须在上级医师指导下使用设备、调节相关参数的实践操作培训,并有相关培训记录。

必须经科室或医院有关部门考核小组考核通过方能独立使用

设备或调节参数。

八、重症医学科不良事件防范和报告制度

1. 不良事件防范制度

（1）必须建立和落实各项规章制度，按照医院要求成立科室质控小组，并制定切实可行的科室质控方案。成立医疗安全监测小组，检查并落实医疗护理规范，监督医疗过程及时汇报质控小组。

（2）各种抢救设备处于良好备用状态，保证随时投入使用。

（3）在诊疗过程中，医护人员必须严格遵守医疗卫生管理法规、行政法规、部门规章和诊疗护理规范、常规及医院规章制度，恪守医疗服务职业道德。

（4）医护人员在诊疗活动前，必须将患者病情、诊疗措施、医疗风险等如实并详细向患者或家属告知，必要时签订知情同意书。

（5）合理使用药物，注意药物配伍禁忌和不良反应，特别关注老年人和儿童的用药安全，严格掌握药物适应证，严禁滥用抗菌药物。

（6）重视医院感染的预防和控制工作，严格执行医院感染管理的相关规定，对已经发生的医院感染应及时登记报告，不得隐瞒，服从专业技术人员的技术指导。

（7）输血前必须进行 HBsAg、HCV、HIV 及梅毒血清抗体等检查，输血后的血袋统一保管，至少 1 天后方可销毁。

（8）严格按照《侵权责任法》、《执业医师法》、《医疗事故处理条例》的要求进行病历书写，严禁涂改、粘贴、刮擦、伪造、隐匿和销毁病历。

（9）任何情况下，进修及实习医师均不得单独值班或单独参加各种会诊。

（10）各级医师应加强对医疗纠纷易发人群的关注与沟通，及时向科主任和医疗主管部门汇报。

（11）已经出现的医疗纠纷，科主任应详细询问情况并决定进一步的诊治措施,并与患者和家属沟通,安排专人或小组接待家属,其他人员不得随意解释病情和发表意见。

(12) 医务人员在诊疗操作时,如出现意外情况,应立即停止操作,采取积极处理措施,以免对患者造成伤害,并尽快将相关情况向上级医师、科主任和医疗主管部门汇报。由护理因素导致的差错事故,除按照上述程序汇报外,同时按照护理体系逐级上报。

2. 不良事件登记报告制度

(1) 对已经发生的差错或不良事件,应立即采取补救措施,并立即报告科主任、医疗主管部门或总值班,力争把危害降到最低,有关原始材料不得涂改、伪造、销毁。严禁隐瞒不报。

(2) 如发生差错或不良事件,科室应先调查了解事实真相,认真讨论,总结教训,分清责任,明确性质,提出处理意见,书面报告医疗主管部门。

(3) 疑似输液、输血、注射、药物引起的不良后果,在职能部门人员、患者或家属共同在场的情况下。立即对物品进行封存,实物由医院保管。

3. 药物不良反应监察报告制度

(1) 医务人员必须监察所用药物是否存在不良反应并如实报告。

(2) 新药(上市不足5年的药品)所有不良反应和不良事件或不良经历,即使非常轻微均应报告;老药(上市5年以上的药品)报告新的、严重罕见的不良反应,对已知的轻微的不良反应不要求报告。

(3) 认真填写药物不良反应报告表。

九、重症医学科应急预案

1. 突发事件应急预案

(1) 接到突发事件通知后,应了解事件性质、伤亡人数、重症医学科可能收治的人数。

(2) 按照可能收治患者人数和病情性质准备床位、设备和药品。

(3) 立即向科主任、医疗主管部门(非正常上班时间向总值班)汇报,根据情况请求人员或设备、药品支持。

2. 停电或突然停电应急预案

(1) 重症医学科应具有双路供电和不间断电源。

(2) 定期检查、保养不间断电源和有蓄电池等备用电源的设备,保证处于良好备用状态。

(3) 接到停电通知后,立即做好停电准备,备好应急灯、脚踏式吸痰器或手动吸痰器,检查呼吸机备用电源是否正常并监测电源状态,每床床边均应配备简易呼吸囊。

(4) 突然停电后,应立即检查呼吸机是否连接备用电源以及是否处于正常运转状态,每床床边均应配备简易呼吸囊,如呼吸机不能正常工作应立即脱开呼吸机,建议使用呼吸囊人工辅助呼吸。

(5) 检查输液泵、微量泵备用电源是否正常并监测电源状态,保证正常使用。

(6) 突然停电后,在保证患者安全的前提下,立即电话通知电工班,并向科主任和医疗主管部门或总值班汇报。

3. 突然停氧的应急预案

(1) 立即打开备用氧气瓶,试好流量连接吸氧管,继续为患者吸氧;使用呼吸机的患者,将备用氧气筒推至床旁,安装减压表后与呼吸机连接,以保证呼吸机正常运转。

(2) 应用过程中密切观察患者缺氧症状有无改善以及其他病情变化。

(3) 通知中心供氧房及时维修,必要时通知科主任、医疗主管部门或总值班室。

4. 火灾应急预案

(1) 做好病房安全管理工作,经常检查仓库、电源线路和用电设备,保证地线有效连接,发现隐患及时通知相关部门,消除隐患。

(2) 病区内发生火情后所有工作人员应遵循"避开火源,就近疏散,统一组织,有条不紊"的紧急疏散原则。

(3) 所有人员立即用湿毛巾、湿口罩或湿纱布罩住口鼻,防止窒息,应用转运设备保证重症患者生命安全前提下,迅速有序地将患者从安全通道转运到安全区域。

(4) 值班医务人员分工明确,疏散、灭火、报警分工合作,以保证患者生命安全为最高原则。

(5) 根据火势,使用现有的灭火器材积极扑救,尽量消灭或控制火势,立即向科主任、保卫处、医疗主管部门或总值班汇报,火情无法控制时及时拨打"119"报警,并告知准确方位。

(6) 尽可能切断电源(由消防中心或电工室人员操作),撤出易燃易爆物品,积极抢救贵重物品、仪器设备和重要科技资料。

十、重症医学科患者分级护理制度

为规范重症患者的管理、提高抢救成功率、减少不良事件发生、合理分配人力资源,实行分级护理制度。

1. 分级

A级:生命体征不稳定+ICU支持手段使用中。

B级:生命体征稳定+ICU支持手段使用中。

C级:生命体征稳定+无ICU支持手段+潜在危险。

D级:生命体征稳定,随时可转出ICU。

(1) 生命体征不稳定指标

① 血流动力学不稳定。

② 严重呼吸衰竭,$PaO_2/FiO_2 \leqslant 200$ mmHg或二氧化碳潴留。

(2) ICU支持手段

① 需要应用血管活性药物。

② 需要严格容量管理或心功能管理。

③ 需要机械通气。

④ 呼吸道分泌物多,需及时清理。

⑤ 床边血液净化或血浆置换。

⑥ 内环境严重紊乱,需严密监测。

⑦ 需要持续血制品输注。

2. 护理人力资源分配

A级:日班保证床边一人护理,夜班其他床位无特殊处理时,护士守在床边。

B级:护士:床位=1:(2~3)

C级:护士:床位=1:(3~4)

D级:无需专人护理。

第六章　重症医学科技术要求

重症医学科作为医院的一级诊疗科目,具有完善的重症医学体系,学科建设必须符合江苏省重症医学科(ICU)建设规范,学科技术要求要达到相应的指标。

一、一般科室

1. 监测方面

(1) 体温监测及电子升降温设备。

(2) 心电、无创血压、脉搏氧饱和度监测。

(3) 呼吸力学监测。

(4) 血气分析。

(5) 有创血流动力学监测。

(6) 胃液 pH 监测。

(7) 腹内压监测。

(8) 尿量和肌酐清除率监测。

(9) 出凝血功能检测。

(10) 血糖监测。

(11) 床旁 X 线检查、床旁 B 超。

2. 治疗方面

(1) 掌握心肺复苏术(符合 2005 年国际指南)。

(2) 掌握心脏电复律及除颤术。

(3) 亚低温治疗。

(4) 掌握呼吸衰竭的诊断与处理。

(5) 合理氧疗。

(6) 掌握呼吸机应用(有创和无创)。

(7) 掌握经皮穿刺气管造口术。

(8) 掌握气溶胶吸入技术(雾化吸入)。

(9) 掌握纤维支气管镜肺泡灌洗和吸痰术。

(10) 掌握各种休克的诊断和处理。

(11) 掌握中心静脉穿刺技术。

(12) 掌握心功能不全、严重心律失常的处理。

(13) 掌握常用穿刺技术(胸腹腔穿刺、胸腹腔闭式引流术、腰椎穿刺术)。

(14) 掌握急性肾功能不全的鉴别诊断与处理。

(15) 床旁血液净化技术。

(16) 掌握严重肝功能障碍、急性凝血功能障碍的诊治。

(17) 掌握胃肠功能障碍与消化道大出血的处理。

(18) 掌握肠内与肠外营养支持。

(19) 掌握多器官功能障碍综合征的诊断与处理。

(20) 掌握多发性创伤的诊断与处理。

(21) 严重水电解质与酸碱平衡紊乱的处理。

(22) 严重内分泌与代谢紊乱的处理。

(23) 掌握镇静与镇痛的方法与评估。

(24) 掌握复苏和疾病危重程度的评估方法。

二、重点科室

1. 监测方面

(1) 呼吸功能监测,呼气末 CO_2 监测。

(2) 膈肌功能监测(可选)。

(3) 肺动脉漂浮导管和(或)脉搏指示持续心输出量监测。

(4) 无创心功能监测(可选)。

(5) 经食管超声(可选)。

(6) 胃肠黏膜 pH 监测。

(7) 微循环监测(可选)。

(8) 有创颅内压监测(可选)。

(9) 脑电图和脑血流监测(可选)。

(10) 代谢功能监测(可选)。

（11）床旁凝血功能监测（可选）。

（12）降钙素原（PCT）检测（可选）。

（13）镇静镇痛和肌松监测（脑电双频指数监仪）（可选）。

（14）肾上腺皮质功能不全的诊断。

2. 治疗方面

（1）输液加温设备。

（2）声门下吸引。

（3）胸部振荡排痰装置。

（4）俯卧位通气。

（5）一氧化氮吸入（可选）。

（6）高频振荡通气（可选）。

（7）体外膜肺氧合（ECMO）（可选）。

（8）主动脉球囊反搏术。

（9）体外起搏和床边临时心脏起搏术（可选）。

（10）心室辅助装置（可选）。

（11）胃镜辅助下鼻空肠管置入。

（12）经皮内镜下穿刺胃造口术和空肠造口术。

（13）人工肝支持治疗（可选）。

（14）颅脑微创钻孔引流术（可选）。

（15）肢体气压治疗（间隙充气装置）。

（重点科室监测治疗技术项目应达到一般科室项目）

第七章 重症医学科指南临床实施流程

第一节 AECOPD机械通气流程

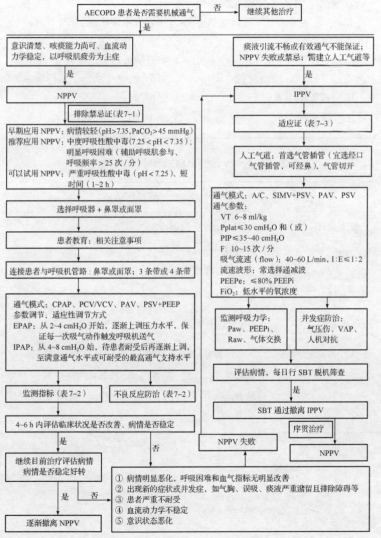

表 7-1 慢性阻塞性肺疾病急性加重期 NPPV 禁忌证

绝对禁忌证	相对禁忌证
① 误吸危险性高及气道保护能力差,如昏迷、呕吐、气道分泌物多且排除障碍等; ② 心跳或呼吸停止; ③ 面部、颈部和口咽腔创伤、烧伤、畸形或近期手术; ④ 上呼吸道梗阻等	① 无法配合 NPPV,如紧张、不合作或有精神疾病、意识不清; ② 严重低氧血症; ③ 严重肺外器官功能不全,如消化道出血、血流动力学不稳定等; ④ 肠梗阻; ⑤ 近期食管及上腹部手术

表 7-2 NPPV 治疗 AECOPD 时的监测内容

项 目	相对禁忌证
一般生命体征	一般状态、意识等
呼吸系统	呼吸困难的程度、呼吸频率、胸腹活动度、辅助呼吸肌活动、呼吸音、人机协调性等
循环系统	心率、血压等
通气参数	VT、压力、频率、吸气时间、漏气量等
血气和血氧饱和度	SpO_2、pH、$PaCO_2$、动脉血氧分压(PaO_2)等
不良反应	胃肠胀气、误吸、面罩压迫、口鼻咽干燥、鼻面部皮肤压伤、排痰障碍、不耐受、恐惧(幽闭证)、气压伤等

表7-3 AECOPD患者行IPPV的适应证

① 危及生命的低氧血症（PaO_2＜50 mmHg或氧合指数 PaO_2/FiO_2＜200 mmHg）；

② $PaCO_2$进行性升高伴严重的酸中毒（pH＜7.20）；

③ 严重的意识障碍（如昏睡、昏迷或谵妄）；

④ 严重的呼吸窘迫症状（如呼吸频率＞40次/分、矛盾呼吸等）或呼吸抑制（如呼吸频率＜8次/分）；

⑤ 血流动力学不稳定；

⑥ 气道分泌物多且引流障碍，气道保护功能丧失；

⑦ NPPV治疗失败的严重呼吸衰竭患者

第二节 ALI/ARDS 治疗流程

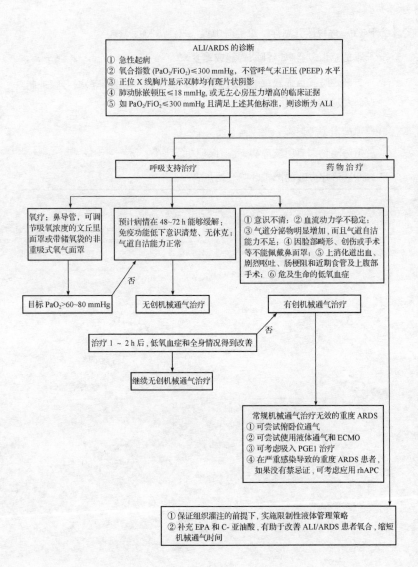

第三节 ALI/ARDS 的有创机械通气治疗流程

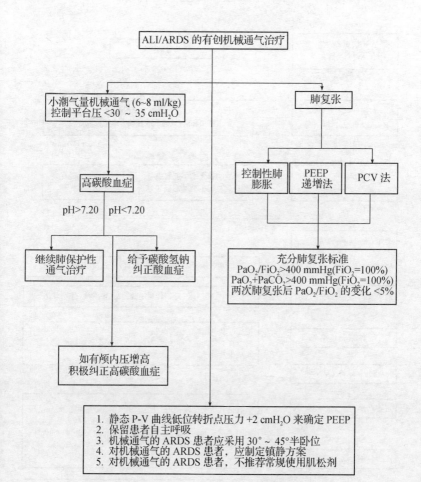

第四节 重症患者转运流程

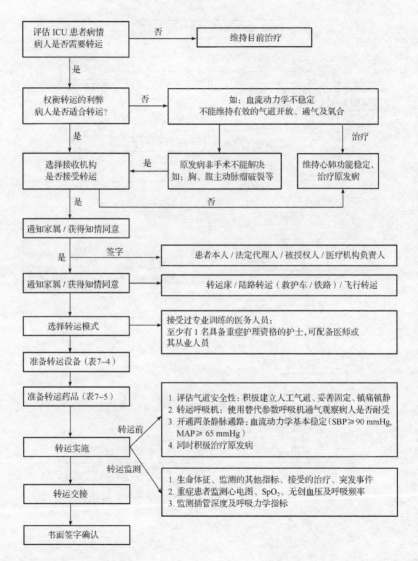

表 7-4 ICU 重症患者转运推荐设备

推荐设备	选配设备
气道管理及通气设备	
鼻导管	环甲膜切开包
鼻咽通气道/口咽通气道	各种型号的储氧面罩
便携式吸引器及各种型号吸引管	多功能转运呼吸机
各种型号的加压面罩	呼气末二氧化碳分压监测器
简易呼吸器	球囊外接可调 PEEP 阀
喉镜(弯镜片 2、3、4 号,备用电池及灯泡)	呼吸机螺旋接头
各种型号的气管插管	呼吸过滤器
开口器	湿热交换器
管芯	胸腔闭式引流设备
牙垫	便携式血气分析仪
舌钳、插管钳(Magil 钳)	
环甲膜穿刺针	
氧气瓶及匹配的减压阀、流量表、扳手	
便携式呼吸机	
听诊器	
润滑剂	
专用固气管导管胶带	
脉搏氧饱和度监测仪	
气胸穿刺针/胸穿包	

(续表)

推荐设备	选配设备
循环管理设备	
心电监护仪及电极	动脉穿刺针
袖带式血压计及各种型号的袖带	中心静脉导管包
除颤仪除颤电极板或耦合剂	压力延长管
各种型号的注射器/针	压力传感器
各种型号的静脉留置针	有创压力监测仪
静脉穿刺用止血带	加压输液器
静脉输液器	输液加热器装置
输血器	经皮起搏器
输液泵及微量泵	
三通开关	
皮肤消毒液	
无菌敷料	
其他	
体温计	止血钳/止血带
血糖仪及试纸	创伤手术剪
鼻饲管及胃肠减压装置	外科敷料(海绵、绷带)
约束带	脊柱稳定装置
电筒和电池	转运床
通讯联络设备	

表 7-5　ICU重症患者转运配置药物

推荐药物	选配药物
静脉输注液体:生理盐水、乳酸钠林格液、胶体(塑料袋装)	异丙肾上腺素
	腺苷
肾上腺素	维拉帕米
阿托品	美托洛尔
多巴胺	沙丁胺醇喷雾剂
去甲肾上腺素	甲基泼尼松龙
胺碘酮	肝素
利多卡因	甘露醇
西地兰	苯巴比妥
速尿	苯妥因钠
硝酸甘油注射剂	纳洛酮
硝普钠	神经肌肉阻滞剂(如司可林、罗库溴铵、维库溴铵)
氨茶碱	麻醉性镇痛剂(如芬太尼)
地塞米松	镇静剂(如咪达唑仑、丙泊酚,依托咪酯,氯胺酮)
氯化钾	
葡萄糖酸钙	
硫酸镁	
碳酸氢钠	
50%葡萄糖液	
无菌注射用水	
吗啡	
地西泮注射液	

第五节　导管相关性感染的治疗和预防流程

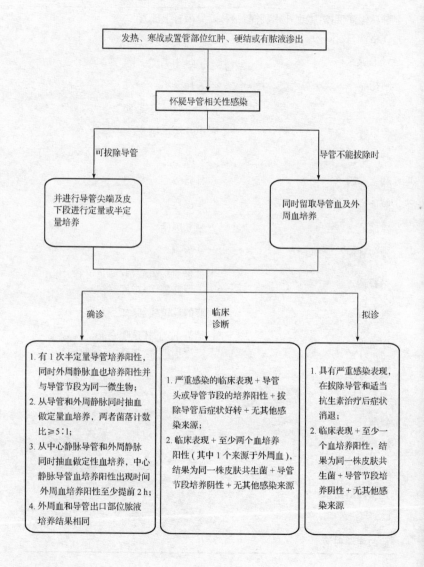

第六节 低血容量性休克治疗流程

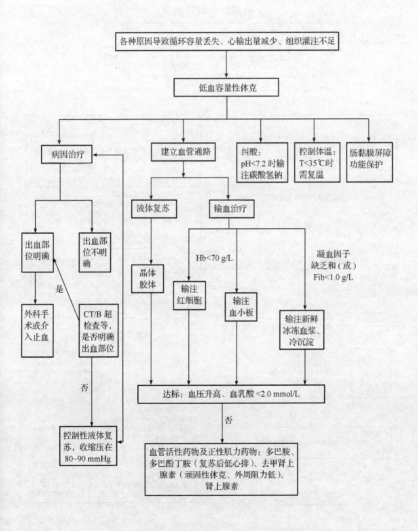

第七节 机械通气治疗流程

机械通气治疗流程

机械通气治疗应用指征:
1. 经积极治疗后病情仍继续恶化;
2. 意识障碍;
3. 呼吸形式严重异常,如呼吸频率 >35~40 次/分 或 <6~8 次/分,节律异常,自主呼吸微弱或消失;
4. 血气分析提示严重通气和氧合障碍: PaO_2 <50 mmHg,尤其是充分氧疗后仍 <50 mmHg; CO_2 进行性升高,pH 动态下降

无创正压通气

适应证:
1. 患者出现较为严重的呼吸困难,动用辅助呼吸肌;
2. 常规氧疗方法(鼻导管和面罩)不能维持氧合或氧合障碍,有恶化趋势;
3. 较好的意识状态、咳痰能力、自主呼吸能力、血流动力学稳定,有良好的配合 NPPV 的能力;
4. NPPV 可作为 AECOPD 和 ACPE 患者的一线治疗手段;
5. 合并免疫抑制的呼衰患者可首先试用 NPPV。

禁忌证:
1. 意识障碍;
2. 呼吸微弱或停止,无力排痰;
3. 严重的器官功能不全(上消化道大出血、血流动力学不稳定等);
4. 未经引流的气胸或纵隔气肿,严重腹胀,上气道或颌面部损伤、术后、畸形,不能配合 NPPV 或面罩不适等。

有创正压通气
相对禁忌证:
1. 气胸及纵隔气肿未行引流;
2. 肺大疱和肺囊肿,低血容量性休克未补充血容量;
3. 严重肺出血,气管食管瘘等。
注:在出现致命性通气和氧合障碍时,在积极处理原发病的基础上,同时不失时机地应用机械通气

↓

人工气道的选择
1. 经口气管插管
2. 经鼻气管插管
3. 逆行气管插管
4. 气管切开

↓

人工气道的管理
1. 气囊压的监测: 25~30 cmH_2O;
2. 持续声门下吸引;
3. 实施气道湿化;
4. 呼吸机管路不必频繁更换,一旦污染则应及时更换。

↓

一、机械通气初始设置模式 VCV 模式
可选模式有: 1. 辅助控制通气(ACV); 2. 压力支持通气(PSV); 3. 持续气道内正压通气(CPAP); 4. 双水平气道正压通气(BIPAP); 5. 双水平气道正压通气(BIPAP); 6. 同步间歇指令性通气(SMV); 7. 高频振荡通气(HFOV); 8. 成比例辅助通气(PAV)

二、机械通气(VCV 模式)参数设定
1. Vt: 容控模式 5~12 ml/kg,平台压低于 30~35 cmH_2O;
2. 呼吸频率设定: 12~20 次/分;
3. 流速调节: 40~60 L/min;
4. 吸气时间与吸气比设置: 吸气时间为 0.8~1.2 s,或吸/呼比为 1.0:(1.5~2.0);
5. 触发敏感度调节: 压力触发常为 -0.5~1.5 cmH_2O,流速触发常为 2~5 L/min;
6. FiO_2: 适当 PEEP 和 Pmean 可以使 SaO_2 >0.90,应保持最低的 FiO_2;
7. PEEP 的设定: (P-V)曲线的低拐点(LIP)或 LIP 之上 2 cmH_2O,或外源性 PEEP 水平大约为 PEEPi 的 80%。

BIPAP ← 存在高碳酸血症或呼吸困难不缓解者 → CPAP

↓

BIPAP 模式参数设置常用参考值
1. IPAP(Vt): 10~25 cmH_2O (7~15 ml/kg);
2. EPAP: 3~5 cmH_2O (4~12 cmH_2O);
3. 后备控制通气频率(T 模式): 10~20 次/分;
4. 吸气时间: 0.8~1.2 s。

↓

基础病情较轻
应用 NPPV 启动脉血气能快速明显改善,呼吸频率下降

—— 否 → **有创机械通气**

↓ 是

继续无创辅助呼吸

机械通气脱机治疗流程

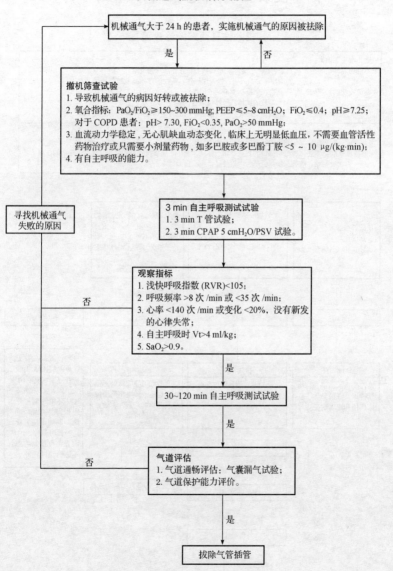

第八节 侵袭性真菌感染的诊断及治疗流程

侵入性真菌感染诊疗流程

危险（宿主）因素：
无免疫功能抑制的患者：① 患者因素：老年、疾病状态；存在念珠菌定植；
② 治疗相关因素：侵入性操作；药物治疗；高危腹部外科手术
存在免疫功能抑制的患者：① 存在免疫功能抑制的证据；
② 高危的实体器官移植受者；
③ 满足上述无免疫功能抑制的患者中所述的任意一条危险因素

临床特征：
主要特征：存在相应部位感染的特殊影像学改变的证据
次要特征：满足下述可疑感染部位的相应症状、体征，至少1项支持感染的实验室证据3项中的2项（呼吸系统、腹腔、泌尿系统、中枢神经系统、血源性）

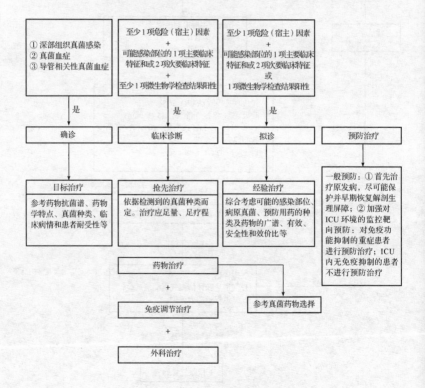

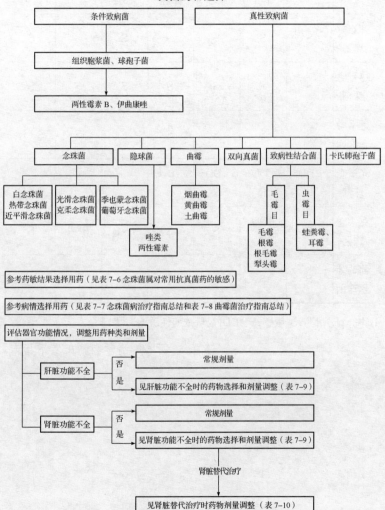

表7-6 念珠菌属对常用抗真菌药的敏感性

菌 种	氟康唑	伊曲康唑	伏立康唑	泊沙康唑	氟胞嘧啶	两性霉素B	棘白菌素类
白念珠菌	S	S	S	S	S	S	S
热带念珠菌	S	S	S	S	S	S	S
近平滑念珠菌	S	S	S	S	S	S	S~R
光滑念珠菌	S-DD~R	S-DD~R	S-DD~R	S-DD~R	S	S~I	S
克柔念珠菌	R	S-DD~R	S	S	I~R	S~I	S
葡萄牙念珠菌	S	S	S	S	S	S~R	S

I:中介;R:耐药;S:敏感;S-DD:剂量依赖性敏感。

摘自《美国感染病学会临床实用指南》

表7-7 念珠菌病治疗指南总结

病情或治疗分组	治疗	
	首选	可选
念珠菌血症		
非粒细胞缺乏成人	氟康唑[首日800 mg(12 mg/kg)，以后每日400 mg(6 mg/kg)]或棘白菌素类(A-I)，不同念珠菌的治疗	两性霉素B含脂制剂(每日3～5 mg/kg)；或两性霉素B去氧胆汁酸盐(每日0.5～1.0 mg/kg)或伏立康唑[首日2次，每次400 mg(6 mg/kg)，然后每日2次，每次200 mg(3 mg/kg)](A-I)
粒细胞缺乏患者	棘白菌素类或两性霉素B含脂制剂(每日3～5 mg/kg)(A-Ⅱ)，不同念珠菌的治疗	氟康唑[首日800 mg(12 mg/kg)，以后每日400 mg(6 mg/kg)]；或伏立康唑[首日2次，每次400 mg(6 mg/kg)，以后每日2/次，每次200 mg(3 mg/kg)](B-Ⅲ)
疑为念珠菌病经验性抗真菌治疗		
非粒细胞缺乏患者	治疗同念珠菌血症。推荐使用棘白菌素类或氟康唑(B-Ⅲ)	两性霉素B含脂制剂(每日3～5 mg/kg)或两性霉素B去氧胆汁酸盐(每日0.5～1.0 mg/kg)(B-Ⅲ)
粒细胞缺乏患者	两性霉素B含脂制剂(每日3～5 mg/kg)，卡泊芬净(首日70 mg，以后每日50mg)(A-I)，或伏立康唑[首日2次，每次400 mg(6 mg/kg)，以后每日2次，每次200 mg(3 mg/kg)](B-I)	氟康唑[首剂800 mg(12 mg/kg)，以后每日400 mg(6 mg/kg)]；或伊曲康唑[每日2次，每次200 mg(3 mg/kg)](B-I)

(续表)

病情或治疗分组	治疗	
	首选	可选
尿路感染		
无症状膀胱炎	通常不需要治疗,除非高危患者(如新生儿和粒细胞缺乏患者)或进行泌尿系操作(A-Ⅲ)	—
症状膀胱炎	氟康唑,每日 200 mg(3 mg/kg),疗程 2 周(A-Ⅲ)	两性霉素 B 去氧胆汁酸盐每日 0.3~0.6 mg/kg,治疗 1~7 d,或口服氟胞嘧啶每日 4 次,每次 25 mg/kg,疗程 7~10 d(B-Ⅲ)
肾盂肾炎	氟康唑,每日 200~400 mg(3~6 mg/kg),疗程 2 周(B-Ⅲ)	两性霉素 B 去氧胆汁酸盐每日 0.5~0.7 mg/kg,联合或不联合氟胞嘧啶(每日 4 次,每次 25 mg/kg),或单独使用氟胞嘧啶,疗程 2 周(B-Ⅲ)
尿路真菌球	手术切除(B-Ⅲ),氟康唑每日 200~400 mg(3~6 mg/kg)(B-Ⅲ),或两性霉素 B 去氧胆汁酸盐每日 0.5~0.7 mg/kg,联合或不联合氟胞嘧啶(每日 4 次,每次 25 mg/kg)(B-Ⅲ)	—
阴道念珠菌病	局部用药,或单剂氟康唑 150 mg,治疗单纯念珠菌阴道炎	—
慢性播散性念珠菌病	氟康唑每日 400 mg(6 mg/kg)(A-Ⅲ),两性霉素 B 含脂制剂每日 3~5 mg/kg,或两性霉素 B 去氧胆汁酸盐每日 0.5~0.7 mg/kg可用来治疗严重或复发性患者(A-Ⅲ);病情稳定后可改氟康唑(B-Ⅲ)	棘白菌素类治疗数周后序贯氟康唑(B-Ⅲ)

(续表)

病情或治疗分组	治疗	
	首选	可选
念珠菌骨关节感染		
骨髓炎	氟康唑每日 400 mg(6 mg/kg)，疗程 6~12 个月，或两性霉素 B 含脂制剂每日 3~5 mg/kg，数周，然后氟康唑每日 400 mg，治疗 6~12 个月(B-Ⅲ)	棘白菌素类或两性霉素 B 去氧胆汁酸盐每日 0.5~1 mg/kg，治疗数周后，继续氟康唑每日 400 mg 治疗 6~12 个月(B-Ⅲ)
化脓性关节炎	氟康唑每日 400 mg(6 mg/kg)治疗至少 6 周，或两性霉素 B 含脂制剂每日 3~5 mg/kg，数周后，改氟康唑每日 400 mg(B-Ⅲ)	棘白菌素类或两性霉素 B 去氧胆汁酸盐每日 0.5~1 mg/kg，治疗数周后，继续氟康唑每日 400 mg 治疗至疗程结束(B-Ⅲ)
中枢神经系统念珠菌感染	两性霉素 B 含脂制剂每日 3~5 mg/kg，联合或不联合氟胞嘧啶每日 4 次，每次 25 mg/kg，治疗数周，序贯氟康唑每日 400~800 mg(6~12 mg/kg)(B-Ⅲ)	无法耐受两性霉素 B 含脂制剂患者，氟康唑每日 400~800 mg(6~12 mg/kg)
念珠菌眼内炎	两性霉素 B 去氧胆汁酸盐每日 0.7~1 mg/kg，联合或不联合氟胞嘧啶每日 4 次，每次 25 mg/kg(A-Ⅲ)；或氟康唑每日 400~800 mg(首剂12 mg/kg，以后 6~12 mg/kg)(B-Ⅲ)；严重眼内炎或玻璃体炎需要外科手术(B-Ⅲ)	两性霉素 B 含脂制剂(每日 3~5 mg/kg)；伏立康唑(首日 6 mg/kg，每日 2 次，以后 3~4 mg/kg，每日 2 次)；或棘白菌素类(B-Ⅲ)

(续表)

病情或治疗分组	治疗	
	首选	可选

心血管系统念珠菌感染

病情或治疗分组	首选	可选
心内膜炎	两性霉素B含脂制剂每日3～5 mg/kg,联合或不联合氟胞嘧啶,每日4次,每次25 mg/kg(B-Ⅲ);或两性霉素B去氧胆汁酸盐每日0.6～1 mg/kg,联合或不联合氟胞嘧啶每日4次,每次25 mg/kg;或棘白菌素类(B-Ⅲ)	两性霉素B含脂制剂(每日3～5 mg/kg);伏立康唑(首日6 mg/kg,每日2次,以后3～4 mg/kg,每日2次);或棘白菌素类(B-Ⅲ)
心包炎或心肌炎	两性霉素B含脂制剂,每日3～5 mg/kg;或氟康唑每日400～800 mg(6～12 mg/kg);或棘白菌素类(B-Ⅲ)	病情稳定后,序贯给予氟康唑每日400～800 mg(6～12 mg/kg)(B-Ⅲ)
化脓性血栓性静脉炎	两性霉素B含脂制剂,每日3～5 mg/kg;或氟康唑每日400～800 mg(6～12 mg/kg);或棘白菌素类(B-Ⅲ)	病情稳定后,序贯给予氟康唑每日400～800 mg(6～12 mg/kg)(B-Ⅲ)
起搏器,植入式心脏除颤装置或心室辅助装置感染	两性霉素B含脂制剂,每日3～5 mg/kg,联合或不联合氟胞嘧啶,每日4次,每次25 mg/kg(B-Ⅲ);或两性霉素B去氧胆汁酸盐每日0.6～1 mg/kg,联合或不联合氟胞嘧啶每日4次,每次25 mg/kg;或棘白菌素类(B-Ⅲ)	分离的念珠菌对氟康唑敏感,并且临床稳定,念珠菌已自血液中清除,序贯给予氟康唑每日400～800 mg(6～12 mg/kg)(B-Ⅲ)
新生儿念珠菌性	两性霉素B去氧胆汁酸盐每日1 mg/kg(A-Ⅱ);或氟康唑每日12 mg/kg(B-Ⅱ)疗程3周	两性霉素B含脂制剂每日3～5 mg/kg(B-Ⅱ)

(续表)

病情或治疗分组	治疗	
	首选	可选
呼吸道分泌物分离到念珠菌属	不推荐治疗(A-Ⅲ)	
非生殖系统皮肤黏膜念珠菌病	克霉唑锭剂每日5次,每次10 mg;制霉菌素混悬液或片剂每日4次;或氟康唑每日100～200 mg(A-Ⅰ)	伊曲康唑口服液每日200 mg;或泊沙康唑混悬液每日400 mg(A-Ⅱ);或伏立康唑每日2次,每次200 mg;或两性霉素B口服混悬液(B-Ⅱ);静脉使用棘白菌素类或两性霉素B去氧胆汁酸盐每日0.3 mg/kg(B-Ⅱ)
口咽部念珠菌病	氟康唑每日200～400 mg(3～6 mg/kg)(A-Ⅱ);或棘白菌素类;或两性霉素B去氧胆汁酸盐每日0.3～0.7 mg/kg(B-Ⅱ)	伊曲康唑口服液每日200 mg;或泊沙康唑混悬液每日2次,每日400 mg;或伏立康唑每日2次,每次200 mg(A-Ⅲ)

成人棘白菌素类剂量:阿尼芬净首日200 mg,以后每日100 mg;卡泊芬净首日70 mg,以后每日50 mg,米卡芬净每日100 mg;

心内膜炎或其他心血管系统感染的患者,需要大剂量棘白菌素类(如卡泊芬净每日50～150 mg,米卡芬净每日100～150 mg,或阿尼芬净每日100～200 mg)

摘自《美国感染病学会临床实用指南》

表7-8 曲霉菌治疗指南总结

感染类型	治疗		备注
	首选	备选	
侵袭性肺曲霉病	伏立康唑(第1天 6 mg/kg iv q12 h,随后 4 mg/kg iv q12 h;口服剂量为 200 mg q12 h)	L-AMB(每日 3～5 mg/kg iv),卡泊芬净(首天 70 mg iv,继以 50 mg/d iv),米卡芬净(100～150 mg/d iv;剂量尚未确立),泊沙康唑(初始剂量 200 mg qid,病情稳定后改为 400 mg bid po),伊曲康唑(剂量依不同剂型而定)	由于缺乏临床资料,不推荐常规初始联合用药;个例患者可加用或改为其他抗真菌药作为补救治疗;小儿患者:伏立康唑每次5～7 mg/kg iv q12 h;卡泊芬净每日 50 mg/m²;阿尼芬净临床经验有限;泊沙康唑的小儿剂量尚未确定
侵袭性鼻窦曲霉病	与侵袭性肺曲霉病相似	与侵袭性肺曲霉病相似	与侵袭性肺曲霉病相似
支气管曲霉病	与侵袭性肺曲霉病相似	与侵袭性肺曲霉病相似	与侵袭性肺曲霉病相似
慢性坏死性肺曲霉病(亚急性侵袭性肺曲霉病)	与侵袭性肺曲霉病相似	与侵袭性肺曲霉病相似	由于慢性坏死性肺曲霉病疗程长达数月,故宜选伏立康唑或伊曲康唑口服,而非静脉给药
中枢神经系统曲霉病	与侵袭性肺曲霉病相似	与侵袭性肺曲霉病相似	在所有侵袭性曲霉病中中枢神经系统感染的病死率最高;注意与抗癫痫药的药物互相作用

(续表)

感染类型	治疗		备注
	首选	备选	
心脏曲霉感染(心内膜炎、心包炎和心肌炎)	—	与侵袭性肺曲霉病相似	曲霉所致心内膜损伤需外科治疗;曲霉心包炎通常需行心包切除术
曲霉骨髓炎和脓毒性关节炎	—	与侵袭性肺曲霉病相似	外科切除死骨或软骨至关重要
曲霉眼部感染(眼内炎和角膜炎)	—	与侵袭性肺曲霉病相似;棘白菌素的临床资料很少	全身治疗可能对曲霉眼内炎有利;对所有类型眼部感染均推荐眼科干预;对角膜炎推荐局部治疗
皮肤曲霉病	—	与侵袭性肺曲霉病相似	若可行,推荐外科切除
曲霉腹膜炎	—	与侵袭性肺曲霉病相似	—
经验治疗和先发治疗	—	经验治疗:L-AMB(每日 3 mg/kg iv),卡泊芬净(首日 70 mg iv,继以 50 mg/d iv),伊曲康唑(200 mg/d iv 或 200 mg bid 口服),伏立康唑(首日 6 mg/kg iv q 12 h,继以 3 mg/kg iv q12 h;口服 200 mg q12 h)	在具有侵袭性真菌感染证据的高危人群中(如肺部渗出或 GM 试验阳性),先发治疗是经验治疗的合理延伸

(续表)

感染类型	治疗		备注
	首选	备选	
侵袭性曲霉病的预防	泊沙康唑（200 mg q8 h）	伊曲康唑（最初2日 200 mg q12 h iv,继以 200 mg/d iv）或伊曲康唑（200 mg 口服 q12 h）；米卡芬净（50 mg/d）	高危患者（GVHD、AML 和 MDS 伴粒细胞缺乏患者）预防应用泊沙康唑有效
曲霉球	不治疗或外科切除	伊曲康唑或伏立康唑；与侵袭性肺曲霉病相似	曲霉球的药物治疗作用未定；AMB 对于空洞的穿透力甚微，而伊曲康唑穿透性良好
慢性空洞型肺曲霉病	伊曲康唑或伏立康唑	与侵袭性肺曲霉病相似	绝大部分患者罹患先天性免疫缺陷；可能需长期治疗；外科切除可导致严重并发症；IFNγ 治疗有反应
过敏性支气管肺曲霉病	伊曲康唑	口服伏立康唑（200 mg q12 h 口服）或泊沙康唑（400 mg bid 口服）	糖皮质激素是治疗的基石；伊曲康唑可减少激素的用量
过敏性曲霉鼻窦炎	无需治疗或伊曲康唑	缺乏其他药物的资料	—

摘自《美国感染病学会临床实用指南》

表 7-9 器官功能障碍时抗真菌药物选择

药物类型	药物选择和剂量调整
肝脏功能不全时	
唑类药物	• 密切监测肝功能,转氨酶轻度升高但无明显肝功能不全的临床表现,可密切监测下继续用药 • 转氨酶升高达正常 5 倍以上并出现肝功能不全的临床表现时,应考虑停药
伊曲康唑	• 用于肝硬化患者时,清除半衰期会延长,应考虑调整剂量 • 对转氨酶明显升高、有活动性肝病或出现过药物性肝损伤的患者应慎用
伏立康唑	• 轻度和中度肝功能不全者,可在密切监测肝功能情况下使用
卡泊芬净	• 轻度肝功能障碍,不需减量 • 中度肝功能障碍,减量至 35 mg/d
肾脏功能不全时	
氟康唑	• 肌酐清除率>50 ml/min 时,无需调整用药 • 肌酐清除率<50 ml/min 时,剂量减半
伊曲康唑	• 肌酐清除率<30 ml/min 时,不推荐静脉给药 • 口服制剂生物利用度(>53%)较胶囊高,空腹服用可提高生物利用度
伏立康唑	• 肌酐清除率<50 ml/min 时,不推荐静脉给药 • 口服制剂生物利用度高(>95%)
卡泊芬净	• 主要在肝脏代谢,肾功能障碍时无需调整药量
两性霉素 B	• 延长给药时间可增加耐受性,减少肾毒性 • 尽量避免合并应用有肾损性的药物 • 停药后数日至数月后,肾功能损害可逐步恢复,永久性的肾衰竭少见

表7-10 肾脏替代治疗时药物剂量调整

药物名称	CVVH	CVVHD 或 CVVHDF	IHD
氟康唑	200~400 mg, q24 h	400~800 mg, q24 h	每次血液透析后给药
伏立康唑	4 mg/kg, po. q12 h	4 mg/kg, po. q12 h	
伊曲康唑	—	—	血透前给药
卡泊芬净	无需调整		
两性霉素B			
两性霉素B脱氧胆酸盐	0.4~1.0 mg/kg, q12 h	0.4~1.0 mg/kg, q12 h	
两性霉素脂质体复合物	3~5 mg/kg, q24 h	3~5 mg/kg, q24 h	
两性霉素B脂质体	3~5 mg/kg, q24 h	3~5 mg/kg, q24 h	

注:CVVH、CVVH或CVVHDF时,置换液、透析液均为1 L/h

第九节 重症患者营养支持流程

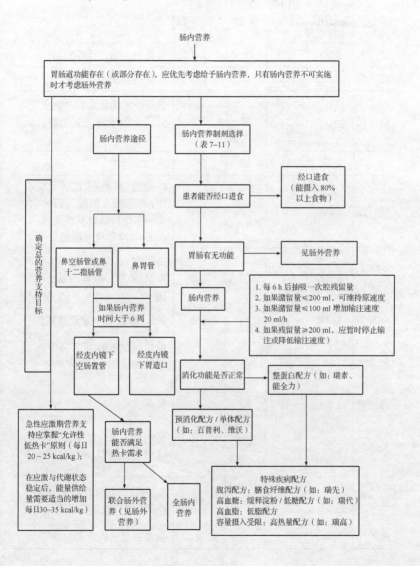

表 7-11 肠内营养制剂主要成分

	能量 (kcal/ml)	蛋白质 (g/L)	脂肪 (g/L)	碳水化 合物(g/L)	特　点
安　素	1 000	35	35	137	整蛋白型肠内营养制剂
瑞　素	1 000	38	34	138	整蛋白型肠内营养制剂
瑞　代	900	34	32	120	缓释淀粉为碳水化合物来源，适用于糖尿病及应激性高血糖病人
瑞　先	1 500	56	58	188	含膳食纤维
瑞　能	1 300	58.5	72	104	高脂肪、高能量、低碳水化合物，癌症病人的肠内营养，含有ω-3脂肪酸以及维生素A、C、E，能改善免疫功能
瑞　高	1 500	75	58	170	高蛋白、高能量、易于消化的脂肪，适用于液体入量受限的病人
百普力	1 000	40	10	188	短肽型(含有一定量氨基酸)
能全力	1 000 (1 cal/ml)	40	39	123	整蛋白型制剂 多种规格：0.75 kcal/ml、1 kcal/ml、1.5 kcal/ml
能全素	1 000	40	39	123	整蛋白型制剂
益菲佳	1 500	63	92	105	高能量高脂肪低糖营养配方，适用于COPD、呼吸衰竭病人
益力佳	1 000	42.5	54.4	85	高纤维、低糖营养配方，适用于糖尿病及应激性高血糖病人
维　沃	1 000	38.3	2.78	205.67	氨基酸型肠内营养制剂

肠外营养

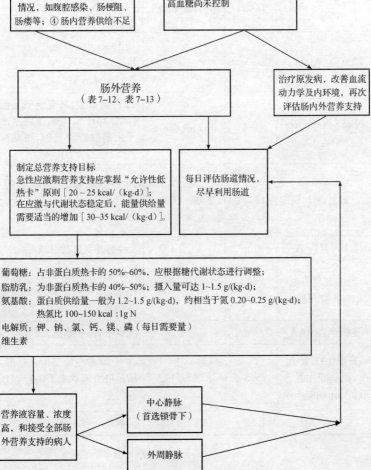

表 7-12 氨基酸注射液

名　称	含氮量	渗透压	特　点
8.5% 凡命 Novarnin	14 g/L	约 810 mOsm	18 种平衡氨基酸
11.4% 凡命 Novarnin	18 g/L	约 1 130 mOsm	18 种平衡氨基酸
绿支安(Aminic)	15.2 g/L		18 种 BCAA 35.9%，EAA/NEAA=1.7
氨复命 15~HBC	9.75 g	620 mOsm/L	15 种氨基酸，高支链氨基酸(45%)pH 6.5，碱性氨基酸采用醋酸或游离碱，可减少产生代谢性酸中毒
氨复命 14S	12.2 g	1 100 mOsm/L	14 种氨基酸，必需氨基酸/非必需氨基酸＝1∶1，含 5%山梨醇，pH5.5~7.6
5.6%肾病 AA	6.7 g/L		8 种必需氨基酸(EAA)
肾必安复方氨基酸 9R	6.8 g		9 种氨基酸，适用于肾功能不全者，可纠正体内必需氨基酸不足
支链 AA(3AA)	3.6 g/L		亮氨酸，异亮氨酸，缬氨酸
安平 10%复方氨基酸注射液(Aminoplasmal)	15.3 g	875 mOsm	含有 20 种左旋结构氨基酸，满足肝衰竭状态下的特殊代谢需要
力　太	3.87 g	921 mOsm	丙氨酰—谷氨酰胺

表 7-13 脂肪乳剂注射液

产品名称	浓度	总能量 kcal/L	pH	渗透压 mOsm/(kg·H$_2$O)
英脱利匹特 Intralipid	20%	2 000	6.0~8.5	350
英脱利匹特 Intralipid	30%	3 000	6.0~9.0	310
力能 Lipovenis C6~24	20%	1 950	6.5~8.7	273
力保肪宁 Lipofundin MCT/LCT	20%	1 908	6.5~8.5	380
尤文 Omegaven（ω-3鱼油脂肪乳）	10%	1 120	7.5~8.7	308~376

第十节 重症患者镇静镇痛流程

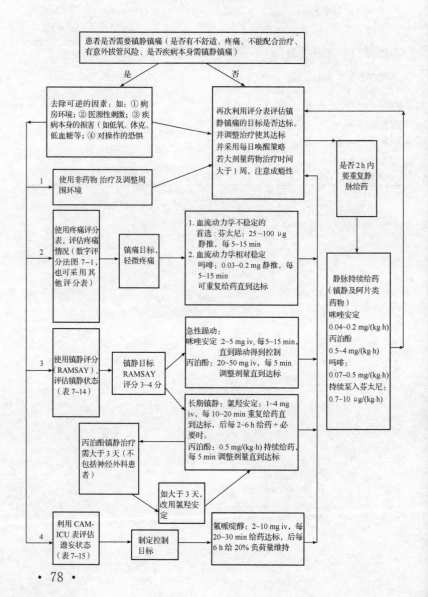

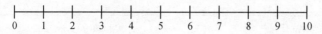

注:数字评分法(Numeric rating scale, NRS):是一个从0~10的点状标尺,0代表不疼,10代表疼痛难忍,由病人从上面选一个数字描述疼痛。其在评价老年病人急、慢性疼痛的有效性及可靠性上已获得证实。

图 7-1 数字评分法

表 7-14 Ramsay 评分

分数(分)	状 态 描 述
1	病人焦虑、躁动不安
2	病人配合,有定向力、安静
3	病人对指令有反应
4	嗜睡,对轻叩眉间或大声听觉刺激反应敏捷
5	嗜睡,对轻叩眉间或大声听觉刺激反应迟钝
6	嗜睡,无任何反应

表 7-15 ICU 谵妄诊断的意识状态评估法(CAM-ICU)

临床特征	评价指标
1. 精神状态突然改变或起伏不定	病人是否出现精神状态的突然改变? 过去 24 小时是否有反常行为。如:时有时无或者时而加重时而减轻? 过去 24 小时镇静评分(SAS 或 MAAS)或昏迷评分(GCS)是否有波动?
2. 注意力散漫	病人是否有注意力集中困难? 病人是否有保持或转移注意力的能力下降? 病人注意力筛查(ASE)得分多少?(如:ASE 的视觉测试是对 10 个画面的回忆准确度;ASE 的听觉测试病人对一连串随机字母读音中出现"A"时点头或捏手示意)

(续表)

临床特征	评价指标
	若病人已经脱机拔管,需要判断其是否存在思维无序或不连贯。 常表现为对话散漫离题、思维逻辑不清或主题变化无常。 若病人在带呼吸机状态下,检查其能否正确回答以下问题: 1. 石头会浮在水面上吗? 2. 海里有鱼吗? 3. 一磅比两磅重吗? 4. 你能用锤子砸烂一颗钉子吗?
3. 思维无序	在整个评估过程中,病人能否跟得上回答问题和执行指令? 1. 你是否有一些不太清楚的想法? 2. 举这几个手指头(检查者在病人面前举两个手指头) 3. 现在换只手做同样的动作(检查者不用再重复动作)
4. 意识程度变化 (指清醒以外的任何意识状态,如:警醒、嗜睡、木僵或昏迷)	清醒:正常、自主的感知周围环境,反应适度 警醒:过于兴奋 嗜睡:瞌睡但易于唤醒,对某些事物没有意识,不能自主、适当的交谈,给予轻微刺激就能完全觉醒并应答适当 昏睡:难以唤醒,对外界部分或完全无感知,对交谈无自主、适当的应答当予强烈刺激时,有不完全清醒和不适当的应答,强刺激一旦停止,又重新进入无反应状态 昏迷:不可唤醒,对外界完全无意识,给予强烈刺激也无法进行交流

注:若病人有特征1和2,或者特征3,或者特征4,就可诊断为谵妄。
SAS:镇静镇痛评分;MAAS:肌肉运动评分;GCS:Glasgow 昏迷评分。

第十一节 重症感染及感染性休克治疗流程

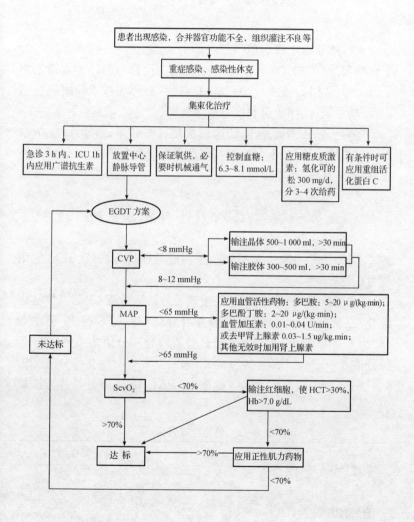

第八章 技术操作篇

重症加强治疗病房(ICU)内集中了医院的各种高危患者,为了诊断和治疗需要,必须要做一些相关的检查与治疗。本篇汇集了ICU内常用的监测、诊断和治疗技术,对每项技术简要叙述适应证、禁忌证、操作要点和注意事项。

本篇所列技术仅是ICU内的常用核心技术,各ICU应该根据各自收治病种、技术力量等特点选择性开展各项技术,鼓励拓展领域,开展新技术、新项目。

第一节 APACHE Ⅱ 评分系统

APACHE-Ⅱ是一种疾病严重程度的评价方法,在ICU应用较为广泛。

APACHE-Ⅱ由APS(急性生理评分)、年龄及CPS(慢性健康评分)三部分组成,分值为三部分得分总和。APS有12项参数(均为入ICU后第一个24小时最差者),每项分值为0~4分,年龄分值0~6分,CPS可以为0、2、5分。APACHE-Ⅱ评分范围为0~71分,分值越高提示病情越重。APACHE-Ⅱ评分具体方法见表8-1:

表8-1 急性生理评分(分)

监测指标	异常升高值					异常降低值			
	4	3	2	1	0	1	2	3	4
直肠温度	≥41	39~40.9		38.5~38.9	36~38.4	34~35.9	32~33.9	30~31.9	≤20.9

续表

监测指标	异常升高值					异常降低值			
	4	3	2	1	0	1	2	3	4
MAP(mmHg)	≥160	130~159	110~129		70~109		50~69		≤49
HR(次/分)	≥180	140~179	110~139		70~109		55~69	40~54	≤39
RR(次/分)	≥50	35~49		25~34	12~24	10~11	6~9		≤5
PaO_2(mmHg) ($FiO_2 < 0.5$)					>70	61~70		55~60	<55
$(A-a)DO_2$ (mmHg) ($FiO_2 \geq 0.5$)	≥500	350~499	200~349		<200				
动脉血 pH	≥7.7	7.6~7.69		7.5~7.59	7.33~7.49		7.25~7.32	7.15~7.24	<7.15
Na^+(mmol/L)	≥180	160~179	155~159	150~154	130~149		120~129	111~119	≤110
K^+(mmol/L)	≥7	6~6.9		5.5~5.9	3.5~5.4	3~3.4	2.5~2.9		<2.5
Cr(mg/dl) (急性肾衰竭时积分乘2)	≥3.5	2~3.4	1.5~1.9		0.6~1.4		<0.6		
Hct(%)	≥60		50~59.9	46~46.9	30~45.9		20~29.9		<20
WBC ($\times 10^9$/L)	≥40		20~39.9	15~19.9	3~14.9		1~2.9		<1
GCS	等于15减去实际GCS的分值								

续表

监测指标	异常升高值					异常降低值			
	4	3	2	1	0	1	2	3	4
静脉血 HCO_3^- (mmol/L,无动脉血气时)	≥52	41～51.9		32～40.9	22～31.9		18～21.9	15～17.9	<15

注：Na^+ 为血清钠离子浓度；K^+ 为血清钾离子浓度；Cr 为血清肌酐浓度；Hct 为红细胞压积；GCS 为格拉斯哥昏迷评分。

表 8-2 APACHE-Ⅱ 年龄及既往健康状况评分标准（B、C）

变 量	分 值（分）
B：年龄（岁）	
≤44	0
45～54	2
55～64	3
65～74	5
≥75	6
C：既往健康状况 *（如不存在，评分为 0）	
择期手术后患者	2
非手术或急诊手术后患者	5

注：* 指住院前患者具有严重器官功能不全或免疫功能受损病史，标准如下：

① 肝脏：肝活检证实有肝硬化及门脉高压；有门脉高压导致的上消化道出血史；或有肝衰竭/肝性脑病/肝性昏迷病史；

② 心血管：纽约心脏病学会心功能分级Ⅳ级；

③ 呼吸：慢性限制性、阻塞性或血管性疾病导致的严重活动受限，如不

能上楼或做家务;或具有慢性低氧血症、高碳酸血症、继发性红细胞增多症、严重的肺动脉高压(>40 mmHg)或呼吸机依赖病史;

④ 肾脏:正在接受慢性透析治疗;

⑤ 免疫功能受损:患者已经接受了可抑制抗感染力的治疗,如免疫抑制剂、化疗、放疗、长期或近期使用大剂量类固醇,或患有足以抑制抗感染力的疾病,如白血病、淋巴瘤、艾滋病。

第二节 血流动力学监测

一、动脉穿刺置管测压术

【适应证】

1. 各种原因休克。
2. 应用血管活性药物患者。
3. 血压不易控制的高血压患者。
4. 低温麻醉和控制性降压。
5. 严重创伤和多器官功能障碍患者。
6. 心脏大血管手术或嗜铬细胞瘤手术。
7. 需反复抽取动脉血标本者。
8. 无法用无创法测量血压患者。

【禁忌证】

1. 穿刺局部感染。
2. 有出血倾向或溶栓期间。
3. 桡动脉穿刺时 Allen 试验阳性。
4. 如该动脉是某肢体或部位唯一供血动脉,不得在该动脉长时间留置导管。

【操作方法】

1. 穿刺部位　桡动脉、腋动脉或肱动脉、足背动脉或股动脉。
2. 穿刺方法

(1) 器械准备。

(2) 选择穿刺部位,如选择桡动脉需做 Allen 试验,固定穿刺部位。

(3) 消毒、铺巾、戴手套,2%利多卡因局部浸润麻醉。

(4) 以带套管的动脉穿刺针在动脉搏动最明显处与皮肤成30°角进针。

(5) 见到鲜红色血液后在退出金属针芯的同时将导管向前推进入血管。

(6) 固定导管并与调零后的压力换能器连接。肝素生理盐水用加压袋加压至 300 mmHg 持续冲洗压力换能器输液装置和导管。

【注意事项】

桡动脉穿刺前应先做 Allen 试验,如为阳性则不能做穿刺置管。

【并发症】

1. 血栓形成和动脉栓塞。
2. 动脉空气栓塞。
3. 局部渗血、出血和血肿。
4. 局部或全身感染。

二、中心静脉压监测

中心静脉压(central venous pressure,CVP)是指腔静脉与右房交界处的压力,是反映右心前负荷的指标。CVP 与血容量、静脉张力、右心功能等有关。正常值为:5~10 cmH$_2$O。

【适应证】

1. 严重创伤、各种休克及急性循环功能衰竭等危重患者。
2. 各类大、中型手术,尤其是心血管、脑和腹部大手术。
3. 需大量、快速输血、补液的患者。

【禁忌证】

同中心静脉置管,但并非绝对禁忌证。

【操作程序及方法】

1. 穿刺置管方法　见中心静脉置管技术部分。

2. 测压方法

(1) 换能器测压:应用换能器测压可连续记录静脉压和描记静脉压力波形。

(2) 水压力计测压:测压装置由 T 形管或三通开关分别连接患者的中心静脉导管、测压计的玻璃(或塑料)测压管和静脉输液系统。

【注意事项】

1. 穿刺置管相关注意事项见中心静脉置管部分。

2. 确定导管位置正确　测定中心静脉压导管尖端必须位于右心房或近右心房的上、下腔静脉内。插管后作 X 线摄片可判断导管的位置。

3. 正确调节零点　一般均以右心房中部水平线作为理想的标准零点。仰卧位时,基本上相当于第 4 肋间前、后胸径中点(腋中线)的水平线,侧卧位时则相当于胸骨右缘第 4 肋间水平。

4. 注意胸内压的影响。

5. 保持管道畅通、无空气。插入的导管要足够粗,压力传导管尽可能短以减少压力衰减;导管不能曲折。当需要较长时间测压时,需用肝素盐水冲洗以预防管端形成血凝块,保持测压系统的通畅。

三、肺动脉漂浮导管

肺动脉漂浮导管也称为 Swan-Ganz 导管,用以进行血流动力学监测。

【适应证】

一般来说,对任何原因引起的血流动力学不稳定及氧合功能改变,或存在可能引起这些改变的危险因素,都适用于应用 Swan-Ganz 导管。

【禁忌证】

在导管经过的通道上有严重的解剖畸形,导管无法通过或导管本身可使原发疾病加重。如右心室流出道梗阻、肺动脉瓣或三尖瓣狭窄、肺动脉严重畸形等。右心房或右心室内肿块(肿瘤或血栓),插管可能导致肿块脱落发生肺栓塞。下列情况慎用:严重出血倾向;细菌性心内膜炎或动脉内膜炎;心脏束支传导阻滞,尤其是完全性左束支传导阻滞;近期频发心律失常,尤其是室性心律失常。

【插管途径的选择】

插入 Swan-Ganz 导管途径的选择应注意:到达右心房的距离、导管是否容易通过、是否容易调整导管位置、操作者的熟练程度、患者的耐受程度、是否容易固定以及局部受污染的可能性。常用的插管部位有以下几种。

1. 颈内静脉。
2. 锁骨下静脉。
3. 颈外静脉。
4. 贵要静脉。
5. 股静脉。

【导管的插入步骤】

需要行血流动力学监测的患者多是危重患者,不宜被搬动。插入 Swan-Ganz 导管的操作多在床旁进行。所以根据压力波形置入 Swan-Ganz 导管是最常用的方法。

1. 预先用 5 mg/dl 的肝素生理盐水冲洗导管并排出导管内空气,检查气囊有无漏气,并分别封闭导管的各个接口。

2. 如果在压力波形引导下进行插管,则应当将压力传感器与导管的远端接口相连接,并检查压力监测仪上的压力曲线是否显示良好。

3. 应用 Seldinger 方法将外套管插入静脉内,然后把 Swan-Ganz 导管经外套管小心送至中心静脉内。

4. 确认监测仪上显示导管远端开口处的压力变化波形,逐渐送入导管,当导管顶端进入右心房后,压力显示则出现典型的心房压力波形,表现为 a、c、v 波,压力波动的幅度大约在 0~8 mmHg。将气囊充气 1 ml,继续向前送入导管。如果通过三尖瓣困难,可在导管顶端通过三尖瓣后再立即将气囊充气。

当导管进入右心室可以看到收缩压明显升高,可达 25 mmHg 左右,舒张压不变或略有下降,脉压差明显增大,压力曲线的上升支带有顿挫。进入肺动脉后,压力波形的收缩压基本保持不变,舒张压明显升高,平均压升高,压力曲线的下降支出现顿挫。

5. 继续向前缓慢送入导管,则可以发现压力波形再次发生改变,出现收缩压下降,舒张压下降,脉压差明显减小。这种波形为典型的肺动脉嵌顿压力波形。

停止继续移动导管,立即放开气囊。放开气囊后压力波形会马上变为肺动脉压力波形,提示导管位置良好。

6. 固定导管,进行 X 线胸片检查。在为一些插管困难的患者置管或条件允许的情况下,也可以选择在 X 线透视引导下置入 Swan-Ganz 导管。

【常见并发症】

与 Swan-Ganz 导管相关的并发症包括三个方面:静脉穿刺并发症、送入导管时的并发症和保留导管期间的并发症。注意监测,及时发现并处理。

【测量的参数】

通过 Swan-Ganz 导管可获得的血流动力学参数主要包括三个方面:压力参数(包括右房压、肺动脉嵌顿压、肺动脉压)、流量参数(主要为心输出量)和氧代谢方面的参数(混合动脉血标本)。以这些参数为基础,结合临床常规检查,通过计算可以获得更多的相关参数。常用的血流动力学参数及参考正常范围表 8-3。

表8-3 常用血流动力学参数

参　数	缩　写	单　位	计算方法	参考正常值
平均动脉压	MAP	mmHg	直接测量	82～102
中心静脉压	CVP	mmHg	直接测量	6～12
肺动脉嵌顿压	PAWP	mmHg	直接测量	6～12
平均肺动脉压	MPAP	mmHg	直接测量	11～16
心率	HR	次/分	直接测量	60～100
血红蛋白含量	Hb	g/dl	直接测量	12～16
心输出量	CO	L/min	直接测量	5～6
每搏输出量	SV	mL/beat	CO/HR	60～90
心脏指数	CI	L/(min·m^2)	CO/BSA	2.8～3.6
每搏输出量指数	SVI	ml/(beat·m^2)	SV/BSA	30～50
体循环阻力指数	SVRI	Dyne·s/(cm^5·m^2)	79.92(MAP-CVP)/CI	1 760～2 600
肺循环阻力指数	PVRI	dyne·sec/(cm^5·m^2)	79.92(MPAP-PAWP)/CI	45～225
右心室做功指数	RVSWI	g·m/m^2	SVI(MPAP-CVP)·0.0143	4～8
左心室做功指数	LVSWI	g·m/m^2	SVI(MAP-PAWP)·0.0143	44～68
氧输送	DO$_2$	ml/(min·m^2)	CI·CaO$_2$·10	520～720
氧耗量	VO$_2$	ml/(min·m^2)	CI(CaO$_2$-CvO$_2$)·10	100～180
氧摄取率	O$_2$ext	％	(CaO$_2$-CvO$_2$)/CaO$_2$	22～30

【注意事项】

1. 导管顶端在右心室的这段时间最容易引起致命并发症,应立即将气囊充气,操作要轻柔、迅速,尽可能减少导管顶端在心室内停留的时间。

2. 导管顶端进入右侧肺动脉是较好的选择。进入左肺动脉同样可以进行正常的血流动力学指标的测量。但由于在导管的行程中出现再次反方向转折,导管的位置不易固定。尤其在患者活动时,导管顶端极易脱出。

3. 应注意校正压力监测系统的零点水平,对整个管路进行常规冲洗,保证压力传导通路的通畅。

4. 应用压力指标反映心脏前负荷时,应注意心室顺应性、胸腔内压力改变等相关影响因素。

5. 抽取混合静脉血标本时应首先确定 Swan-Ganz 导管的顶端在肺动脉内,压力波形显示典型的肺动脉压力波形。气囊应予以排空,在气囊嵌顿状态下所抽取的血标本不是混合静脉血标本。

四、脉搏指示持续心输出量血流动力学监测

脉搏指示持续心输出量(PiCCO)监测用于监测和计算血流动力学参数。心输出量可以通过动脉脉搏轮廓分析法连续测量,也可以通过经肺热稀释技术间断测量。另外,PiCCO 还监测心率、动脉收缩压、舒张压和平均压。分析热稀释曲线的平均传输时间(MTt)和下降时间(DSt)用于计算血管内和血管外的液体容积,PiCCO 可监测胸腔内血容量(ITBV)、血管外肺水含量(EVLW)及每搏排出量变异度(SVV)等容量指标来反映机体容量状态,指导临床容量管理。大量研究证实,ITBV、SVV、EVLW 等指标可以更准确地反映心脏前负荷和肺水肿情况,优于传统的中心静脉压和肺动脉嵌顿压。

【适应证】

任何原因引起的血流动力学不稳定,或存在可能引起这些改变的危险因素,任何原因引起的血管外肺水增加,或存在可能引起血管外肺水增加的危险因素,均为 PiCCO 监测的适应证。PiCCO 导管不经过心脏,尤其适用于部分肺动脉漂浮导管禁忌的患者。

【禁忌证】

PiCCO血流动力学监测无绝对禁忌证,对于下列情况应谨慎使用:

1. 肝素过敏。

2. 穿刺局部疑有感染或已有感染。

3. 严重出血性疾病,溶栓或应用大剂量肝素抗凝。

4. 接受主动脉内球囊反搏治疗(IABP)患者,不能使用本设备的脉搏轮廓分析方式进行检测。

【操作步骤】

1. 应用Seldinger法插入上腔静脉导管。

2. 应用Seldinger法于大动脉插入PiCCO动脉导管。

3. 连接地线和电源线。

4. 温度探头与中心静脉导管连接。

5. 准备好PULSION压力传感器套装,并将其与PiCCO机器或模块连接。

6. 连接动脉压力电缆。

7. 打开机器电源开关。

8. 输入患者参数。

9. 换能器压力"调零",并将换能器参考点置于腋中线第4肋间心房水平。

10. 准备冷生理盐水溶液,注射速度应快速、均匀,以5 s内为佳,从中心静脉导管注射,PiCCO检测仪通过热稀释法测量心输出量(建议测量3次),取平均值。

11. 切换到脉搏轮廓测量法的显示页。

【注意事项】

1. PiCCO导管有5F、4F、3F三种型号可供选择,可置于股动脉、肱动脉或腋动脉,一般多选择股动脉,3F导管用于儿科患者,置于股动脉。

2. 换能器压力一般每6~8 h进行一次"调零"。

3. 每次动脉压修正后,都必须通过热稀释测量法对脉搏指示分析法进行重新校正。

4. 注意选择合适的注射液温度和容积,注射液体容量必须与心输出量监测仪器预设液体容积一致,注射时间在5 s以内。

5. 有主动脉瘤存在时,ITBVI/GEDVI数值不准确。

6. 动脉导管留置一般不超过10天,如出现导管相关性感染征象,应及时将导管拔出并且留取血标本进行培养。

7. 长时间动脉留管,注意肢体局部缺血和栓塞。

8. 接受主动脉内球囊反搏治疗的患者,脉搏指示分析法不能准确检测各项指标(见表8-4)。

表8-4 测量参数正常值

参　数	正常范围	单　位
热稀释测量		
心脏指数(CI)	3.5~5.0	L/(min·m^2)
胸腔内血容积指数(ITBVI)	850~1 000	ml/m^2
全心舒张末期容积指数(GEDVI)	680~800	ml/m^2
全心射血分数(GEF)	25~35	%
肺血管通透性指数(PVPI)	1.0~3.0	—
血管外肺水指数(EVLWI)	3.0~7.0	ml/kg
脉搏轮廓显示		—
脉搏指示心脏指数(PCCI)	3.5~5.0	L/(min·m^2)
心率(HR)	60~90	次/分
每搏输出量指数(SVI)	40~60	ml/m^2
每搏输出量变异率(SVV)	≤10	%
脉压变异率(PPV)	≤10	%
动脉收缩压(APsys)	90~130	mmHg

(续表)

参　数	正常范围	单　位
动脉舒张压(APdia)	60～90	mmHg
平均动脉压(MAP)	70～90	mmHg
最大压力增加速度(dPmax)	1 200～2 000	mmHg/s
全身血管阻力指数(SVRI)	1 200～2 000	$(dyn \cdot s)/(cm^5 \cdot m^2)$

第三节　经食管超声心动图

经食管超声心动图(transesophageal echocardiography, TEE)因其透声窗口更接近心脏,容易获得清晰的图像,已在危重病的诊断和监测中得到较广泛的运用。TEE检查方法可在ICU患者床旁进行,直接得到有关心脏解剖、心功能及血流动力学方面的信息,从而为ICU患者心脏及大血管相关疾病的诊断、治疗方法的选择、预后的评价提供依据。

【适应证】

1. 心脏及大血管梗阻引起的休克。
2. 急性瓣膜功能障碍。
3. 感染性心内膜炎。
4. 心源性栓塞的病因诊断。
5. 心包及纵隔疾病的诊断。
6. 心功能监测。
7. 胸痛的鉴别诊断,如夹层动脉瘤和心肌梗死后并发症的鉴别。
8. 胸部外伤时心脏和大血管的并发症,如心脏破裂、主动脉离断等。
9. 经胸超声检查显像困难或显示有关结构不够满意,难以明确诊断的各种心脏大血管疾病。

【禁忌证】

1. 活动性上消化道出血、食管狭窄、食管占位性病变、食管撕裂和穿孔、食管憩室、先天性食管畸形、食管静脉曲张、近期食管手术后。

2. 咽部脓肿、咽部占位性病变。

3. 严重的颈椎病变。

4. 局麻药物过敏。

【操作程序及方法】

1. 检查并清除患者口腔内和食管内异物。

2. 采用左侧卧位，特殊情况下可用坐位或仰卧位。

3. 用2%利多卡因或1%丁卡因喷雾行咽部表面麻醉，若患者烦躁不能配合检查，可给予适量镇静剂。

4. 受检者头部后仰，尽量使口咽和食管成直线，放置牙垫，在经过消毒的探头前端换能器面涂上超声耦合剂。

5. 右手持探头管体，左手中指、食指包裹无菌纱布压迫舌根，将探头送至咽部让患者做吞咽动作，在患者吞咽时迅速、轻柔地将探头送入食管。

6. 探头的操控方法：整体进退探头调整探头深度；整体旋转探头调整声束指向；旋转手轮调整探头前端的前曲、后伸、左曲、右曲；用按键旋转声平面。

7. 对食管上段、中段和胃底各主要切面进行系统观察和详细记录。

【注意事项】

1. 检查中应严密观察患者，监测心率、血压、血氧饱和度。

2. 插送探头时动作应轻柔，如阻力较大，适当调整探头顶端角度、方向、位置后小心进退，必要时撤出探头重新操作。

3. 退出探头时遇到阻力，多因探头顶端过于弯曲，可将探头轻柔送入胃内，待探头调整成直线后方可重新退出，切忌施用暴力。

4. 使用镇静药物时应严密观察呼吸和氧饱和度,防止缺氧,饱胃患者镇静过深后插入食管超声探头,有反流误吸的危险。

5. 检查者应尽量减小探头移动的幅度,缩短操作时间,及时用吸引器清除口腔分泌物。

6. 对血液传播性疾病的患者必须用保护套隔离超声探头,防止血液传播性疾病经超声探头传播。

第四节 氧代谢监测

氧代谢监测是通过对氧及其相关参数进行监测,反映组织灌注和代谢的方法。通常可以分为评价全身性氧合以及局部氧合两大类。本节主要介绍全身性氧合测定方法,包括氧输送(DO_2)、氧消耗(VO_2)、氧摄取率(O_2ER)、中心静脉血氧饱和度($ScvO_2$)、混合静脉血氧饱和度(SvO_2)及动脉血乳酸测定值(ABL)及血乳酸清除率。

【适应证】

任何原因导致的组织灌注改变或有潜在危险的患者,主要包括:

1. 休克多器官功能衰竭。
2. 大量失血或失液改变。
3. 严重缺血性心脏病。
4. 严重低氧血症。
5. 低心排综合征。
6. 心脏手术后。
7. 高代谢状态。

【禁忌证】

因方法不同,禁忌证及注意事项有所不同。请参照相关章节。

【操作方法及程序】

下面以肺动脉导管法简要说明氧代谢监测方法：

1. 置入 Swan-Ganz 导管，测得心排血量（CO）（具体操作方法见 Swan-Ganz 导管章节）。

2. 抽动脉血进行血气分析。获得动脉血氧饱和度（SaO_2）、动脉血氧分压（PaO_2）、动脉血乳酸值。

3. 通过检测入 ICU 时及一定时间（如 12 h）后的血乳酸计算乳酸清除率。

$$乳酸清除率 = \frac{进入 ICU 时血乳酸值 - 12 h 后血乳酸值}{进入 ICU 时血乳酸值} \times 100\%$$

4. 通过 Swan-Ganz 导管的肺动脉开口，抽取混合静脉血标本，进行血气分析获得 SvO_2。

5. 经上腔静脉导管抽取静脉血标本，进行血气分析，或置入可测量血氧饱和度的中心静脉导管，获得 $ScvO_2$。

6. 抽取静脉血经血常规分析，测血红蛋白（Hb）。

7. 根据下列公式计算，获得相应指标（部分床边监护仪具有自动计算功能）。

$$DO_2 = CO \times CaO_2 \times 10$$
$$= CO \times [1.34 \times Hb \times SaO_2 + 0.0031 \times PaO_2] \times 10$$
$$VO_2 = CO \times (CaO_2 - CvO_2) \times 10$$
$$= CO \times [1.34 \times Hb \times (SaO_2 - SvO_2) + 0.0031 \times (PaO_2 - PvO_2)] \times 10$$
$$O_2ER = VO_2/DO_2$$

血乳酸正常值 <0.5 mmol/L。

【注意事项】

1. 氧消耗与氧输送均要求在患者安静状态下进行，测量期间避免可能导致代谢变化的操作，而且尽可能缩短测量时间。

2. 心内分流、动静脉分流等情况可影响监测指标的实际意义。

3. 结果判定时应注意不同指标的具体意义和局限性，结合患者情况进行综合判断。

第五节 呼吸力学监测

机械通气患者应常规进行呼吸力学监测,对于急性呼吸衰竭病因诊断、评价疾病状态、观察对治疗的反应、调整通气模式和参数等均有重要意义。

常规监测包括:各种气道压力、流速和容积的变化,吸气末阻断和呼气末阻断操作,压力-时间、流速-时间和容积-时间曲线、压力-容积(P-V)环、流速-容积(F-V)环等。

一、气道压力

气道压力监测是最基本的监测手段,常见的监测指标包括气道峰压(Ppeak)、平均气道压(Pmean)、平台压(Pplat)等。

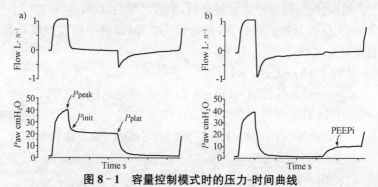

图8-1 容量控制模式时的压力-时间曲线

【操作方法及程序】

在呼吸机面板或其他呼吸监护设备上显示各种压力数值和波形。在压力控制模式常用监测指标为最高气道压(Phigh)、平均气道压(Pmean)以及呼气末正压(PEEP)。在定容控制通气时,监测可以得到如图8-1所示的曲线,可获得气道峰压(Ppeak)、平均气道压(Pmean)、平台压(Pplat)、呼气末正压(PEEP)。

【注意事项】

1. 监测需在患者自主呼吸完全抑制或较微弱、相对平稳状态下进行。平台压的准确测量需采用吸气末阻断法进行。

2. 不同的监护设备所提供的压力监测点有所不同,各种压力采用的缩略符也有所不同,应参考仪器使用说明分析数据。

3. 因受人工气道、机械通气管路和呼吸机活瓣的影响,测量的数值与真实的肺力学情况可能存在一定的差异。而且,需要定期校定压力检查是否准确。

4. 机械通气时应设定安全的压力报警限以保证通气安全,一般情况下气道峰压不应超过 40 cmH_2O,气道平台压应控制在 $30\sim35$ cmH_2O。

二、气道阻力

气道阻力是气体通过气道进入肺泡所消耗的压力,与气体流速、气道长度、管径以及气体的粘滞力密切相关,在整个呼吸过程中气道阻力是不断变化的,呼吸机通过计算压力和流速的变化提供气道阻力(Raw)监测。

【操作方法及程序】

患者在机械通气情况下,常采用吸气末阻断法:定容控制通气时,给予恒流速(方波)送气,在吸气末阻断气流,$3\sim5$ s 后可以获得稳定的平台压(Pplat)。气道阻力(Raw)=(Ppeak-Pplat)/F(流速),单位是"$cmH_2O/(L \cdot s)$",即可计算出气道阻力。

正常人麻醉或机械通气时气道阻力约为 7 $cm\ H_2O/(L \cdot s)$,急性呼吸衰竭和 COPD 患者气道阻力可以增加数倍。

【注意事项】

1. 由于人工气道、呼吸机活瓣等因素的干扰,实测的气道阻力要高于真正的阻力。

2. 吸气末阻断法除要求流速恒定和呼吸肌放松外,还必须有一定的平衡时间(3~5 s),对自主呼吸较强和非恒流的情况不适用。

3. 气道阻力只是反映呼吸过程中的粘滞阻力,而呼吸过程中还有其他的阻力,如:肺和胸廓运动所产生的弹性阻力和惯性阻力。

4. 气道阻力过高可能由于疾病本身所致,也有可能因人为或机械因素所致,应加以区分,如人工气道、管路所产生的阻力。

5. 气道阻力具有流速与容积依赖性,测量时应保证送气流速和肺容积在测定前后基本可比。

三、顺 应 性

顺应性为弹性回缩力的倒数,整个呼吸系统的顺应性包括肺和胸廓两方面因素,又分静态顺应性与动态顺应性,呼吸机通过气道压力和容量监测可推算出呼吸系统总体顺应性。

【操作方法及程序】

顺应性的测量与气道阻力的测量方法类似,可通过吸气末阻断法和呼气末阻断法获得公式中的压力值,同时监测容量的变化,根据以下公式即可推算。

呼吸系统总静态顺应性(Cst) = $VT/(Pplat - PEEPtot)$

式中,PEEPtot 为总体的呼气末正压。

简易的公式为:

$$Cst = VT/(Pplat - PEEP)$$

此公式受到内源性 PEEP(PEEPi)的影响。

呼吸系统总动态顺应性($Cdyn$) = $VT/(Ppeak - PEEP - PEEPi)$

正常人呼吸系统总动态顺应性($Cdyn$)为 $60\sim100\ ml/cmH_2O$。

【注意事项】

1. 应用吸气末阻断法测量肺顺应性时,除需要流速恒定和呼吸肌松弛外,还必须有一定的平衡时间(3~5 s),对自主呼吸较强和非恒流的情况不适用。

2. 所测得的顺应性值为平均值，不能反映呼吸系统在整个通气过程中的变化。

3. 顺应性监测时应注意 PEEPi 的影响，PEEPi 过高时可导致顺应性值的异常降低，导致临床判断失误。

四、内源性呼气末正压

呼气气流受限造成了呼气末肺泡内压高于大气压，造成内源性呼气末正压(intrinsic PEEP, PEEPi)的产生。PEEPi 也称为自主 PEEP(autoPEEP)，临床分为静态与动态 PEEPi。

【适应证】

机械通气应常规检测 PEEPi，尤其是以下情况：气道阻塞性疾病(如 COPD、支气管哮喘)，呼气时间短，高分钟通气量，气道压过高，人-机不同步，不可用循环因素解释的血流动力学不稳定等。

【禁忌证】

没有绝对禁忌证，当出现如下情况时需慎重：气胸或纵隔气肿时，心功能不全尤其是严重右心功能不全时。

【操作方法及程序】

1. 对于无自主呼吸的患者，通常采用呼气末阻断法(end-expiratory occlusion)测定，此时所生 PEEPi 为静态 PEEPi，为所有肺泡的平均 PEEPi。

(1) 在机械通气条件下，将患者镇静、肌松。

(2) 将外源性 PEEP 调节为"0"。

(3) 按"呼气末暂停"键，监测开始，显示的数值为静态 PEEPi。

2. 对于有自主呼吸的患者，可采用食管囊压技术(esophageal balloon technique)测定，此时所测 PEEPi 为动态 PEEPi，为最小的 PEEPi。

食管囊压技术操作过程如下：

(1) 食管内放置食管气囊导管,连接压力传感器,连续显示胸腔内压力。

(2) 从吸气开始至吸气流速产生之前的食管压下降即为动态PEEPi。

【注意事项】

1. 测定静态 PEEPi 时应保证患者完全镇静,甚至肌松,否则数值不准。

2. 测量前需将 PEEP 调至"0"。

3. 为准确起见,可重复监测 2~3 次后取平均值。

五、气道闭合压

气道闭合压(airway occlusion pressure,$P_{0.1}$)是吸气开始后关闭气道 0.1s 所测得的压力。此指标反映呼吸中枢驱动程度。在自主呼吸期间,$P_{0.1}$ 异常升高可以提示中枢驱动增加,但神经-肌肉功能不良时,$P_{0.1}$ 可能低估中枢驱动的增加。

【适应证】

1. $P_{0.1}$ 可作为反映中枢驱动力的指标。

2. 了解自主呼吸能力并调节适宜支持水平。

3. 作为预测成功脱机的指标之一。

【禁忌证】

无禁忌证。

【操作方法及程序】

在测定前需稳定呼吸,每次测定应取相同的体位,以便动态观察。$P_{0.1}$ 临床有两种测定方法:

(1) 单一呼吸测定法:呼吸机备有测量程序(手工操作),单次进行在呼吸末气道闭合的方法进行分析。每次至少取值 3 次,算出平均值。

(2) 连续测定法:当呼吸机为压力触发并且没有 flow-by 时,呼吸机自动连续分析最小的气道闭合压,可连续显示 $P_{0.1}$ 数值。

【注意事项】

1. 测定 $P_{0.1}$ 时,患者需有相对稳定的自主呼吸。

2. 体位可影响 $P_{0.1}$ 的测定结果。

3. $P_{0.1}$ 的测定不应在流速触发或有 flow-by 的情况下测定,此时明显干扰测定值。

六、呼气末 CO_2 监测技术

【适应证】

主要应用于有创机械通气患者,呼气末 CO_2 的监测可间接反映动脉 CO_2 分压的水平。

【操作方法及程序】

一般分为主流式与旁流式。

1. 首先将 CO_2 传感器定标。

2. 根据说明书连接 CO_2 测量传感器。

3. 应注意观察呼气末 CO_2 波形的变化以观察其数值的准确性。

【注意事项】

1. 更换呼吸机或长时间不用 CO_2 监测功能时,在使用前要重新定标。

2. 当通气或血流受影响时均会影响数值的准确性,故在开始检测时同时取动脉血做血气分析,以了解与 $PaCO_2$ 的关系。

3. 影响 $ETCO_2$ 的因素有以下几点:

(1) 呼吸机管路及气管插管囊周围漏气。

(2) 发热、代谢率加快等 CO_2 产生增加时 $ETCO_2$ 偏高。

(3) 低体温、低灌注、失血、肺栓塞时 $ETCO_2$ 偏低。

第六节 颅内压监测

颅内压(intracranial pressure,ICP)是指颅内容物(脑组织、脑脊液、血液)对颅腔壁的压力。颅内压增高是指颅内压持续超过15 mmHg(20 cmH$_2$O 或 2.00 kPa)。

【适应证】

1. 急性颅脑创伤。

2. 脑血管意外。

3. 颅内肿瘤 颅内压监测在颅内肿瘤患者术前、术中与术后均可应用。

4. 其他脑功能受损的疾病。

【操作程序】

1. 操作方法 根据传感器放置位置的不同,可将颅内压监测分为脑室内、脑实质内、硬膜下和硬膜外测压。按其准确性依次排序为:脑室内导管＞脑实质内光纤传感器＞硬膜下传感器＞硬膜外传感器。

2. 颅内压分级(见表 8-5)

表 8-5 颅内压分级

分 级	颅 内 压
正 常	5～15 mmHg(0.67～2.00 kPa)
轻度增高	15～20 mmHg(2.00～2.67 kPa)
中度增高	20～40 mmHg;一般以 20 mmHg(2.67 kPa)作为降低颅内压临界值
重度增高	＞40 mmHg(5.33 kPa)

【并发症】

在有创颅内压监测时可能发生:

1. 感染 监测过程中应始终注意无菌操作,一般监测 3～4

天为宜,时间愈长感染的机会也增多。轻者为伤口感染,重者可发生脑膜炎、脑室炎和脑脓肿等。

2. 颅内出血　虽然其发生率较低(0.2%~1.4%),但却为ICP监测中的严重致命性合并症。其发生率与监测方法直接相关。与脑实质内监测装置相比,脑室内监测更易发生出血合并症。在进行CSF引流的清醒患者,防止其随意变动CSF引流系统的状态极为重要。

3. 医源性颅内高压。

4. 脑实质损伤。

【注意事项】

1. 调零　颅内ICP监测系统常将换能器置于ICP导管内,因而无需调零;而外部充液换能系统需要注意调零,外部传感器正确的调零位置应与颅内导管或螺栓的尖端相对。

2. 测定数据失真

(1) 基线漂移或结果失真。

(2) 信号消失。

3. 引流过度　行控制性持续性闭式引流术时,压力控制在15~20 mmHg很重要,不能将颅内压过度降低,否则会引起脑室塌陷。

4. 非颅内因素　应避免非颅内情况引起的颅内压增高,如呼吸道不通畅、躁动、体位不正、高热等。

第七节　脑电双频谱指数监测

脑电双频谱指数(bispectral index,BIS)是应用非线性相位锁定原理对原始EEG波形进行处理并量化的持续脑电图监测技术,能反应大脑皮质功能状况。

【适应证】

BIS在ICU主要用于镇静水平的监测,是目前最为常用的客观指标之一。

【操作方法及程序】

1. 患者额部、颞部皮肤用75%乙醇进行清洁、脱脂。

2. 将BIS传感器(电极片)粘贴在患者额颞相应的部位,传感器与数字信号转换器连接,将转换器固定于患者头部附近(图8-2)。

3. 将转换器与BIS监护仪连接,开始进行监测。

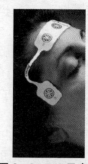

图8-2 BIS示意图

4. 监测数值范围为0~100,数值越大,患者越趋于清醒,数值越小,则提示患者大脑皮质的抑制愈明显。BIS值在85~100表示清醒状态;65~84表示镇静状态,40~64表示适当的麻醉状态,低于40表示深度催眠和各种意识不清的麻醉状态并可能呈现爆发抑制。

【注意事项】

1. BIS传感器、转换器及连线等,尽量不要与其他传导物体连接,以减少干扰。

2. BIS能够为临床提供许多有价值的趋势信息,但BIS像主观评分一样也需要个体化,BIS用于ICU镇静监测应该将主观与客观评估相结合。

第八节 腹腔压力监测

腹腔高压及腹腔间隔室综合征系危重患者,特别是外科危重患者重要的合并症之一,可导致多脏器功能衰竭,与患者的死亡率密切相关。因此,加强对腹腔压力的监测,预防并及时治疗腹腔高压成为危重病领域的重要环节。

【适应证】

1. 脓毒症(sepsis)/全身炎症反应综合征(SIRS)/缺血再灌注

损伤。

2. 内脏受压。

3. 外科手术

（1）手术中液体平衡>6 L。

（2）腹主动脉瘤修补术。

（3）严重创伤、大面积烧伤。

【操作程序与方法】

1. 经膀胱测压法

（1）放置三腔或双腔 Foley 尿管。

（2）测压前保证尿液引流通畅，排空膀胱后，夹闭尿管。

（3）通过 18 号针头（双腔）或连接 Y 型管（三腔）连接测压管或传感器。

（4）患者取平卧位，以腋中线与髂棘交点为零点。

（5）向导尿管内注入生理盐水 10~25 ml。

（6）导尿管腔联接压力传导组，通过传感器连接监护仪读取压力读数，即为腹腔平均压力。

2. 经股静脉置管测压

（1）放置股静脉插管，方法同深静脉置管操作。

（2）插管深度：导管尖端应达腹腔位置（30 cm 左右为宜）。

（3）其余方法同中心静脉压监测。

【禁忌证】

1. 下列情况不适合使用经膀胱测压法

（1）膀胱损伤。

（2）神经性膀胱。

（3）膀胱挛缩。

2. 经股静脉测压无绝对禁忌证。

【注意事项】

1. 确保测压前尿管通畅并排空膀胱。

2. 确保每次测量前膀胱内注入液体量相等。

3. 应用机械通气患者应排除正压通气的影响,测压时可脱机片刻,或将 PEEP 降至"0"。

4. 于呼气末读取压力读数。

5. 腹腔压力需动态监测。

第九节 中心静脉穿刺置管术

【适应证】

1. 监测中心静脉压。
2. 静脉输液、给药、输血、快速扩容。
3. 静脉营养。
4. 抽取静脉血标本。
5. 血液净化治疗。
6. 放置肺动脉漂浮导管或起搏导管。

【禁忌证】

包括穿刺静脉局部感染或血栓形成,穿刺部位皮肤损伤及感染。相对禁忌证为凝血功能障碍。

【操作程序及方法】

目前在 ICU 中多采用导引钢丝外置管法(Seldinger 法)。常用的穿刺部位有锁骨下静脉、颈内静脉和股静脉。

1. 穿刺途径

(1) 颈内静脉:根据穿刺点与胸锁乳突肌关系分为前位径路、中央径路、后侧径路。前位径路穿刺点在胸锁乳突肌前缘中点、颈动脉搏动外侧 0.5~1.0 cm,穿刺方向为同侧乳头方向。中央径路穿刺点位于颈动脉三角顶点,穿刺方向为同侧乳头方向,如能摸清颈动脉搏动,则按颈动脉平行方向。后侧径路穿刺点位于胸锁乳突肌锁骨头后缘、颈外静脉与胸锁乳突肌交点的上方,穿刺方向为胸骨上切迹。

(2) 锁骨下静脉:分锁骨上法和锁骨下法。锁骨上法穿刺点位于胸锁乳突肌锁骨头后缘与锁骨夹角的平分线上,朝向对侧乳头。锁骨下法穿刺点位于锁骨中点或偏内、锁骨下 1 cm 处,朝向胸骨上切迹。

(3) 股静脉:穿刺点位于腹股沟韧带下 2~3 cm 股动脉搏动内侧 1 cm 处,朝向剑突方向。由于股静脉置管容易合并感染、下肢深静脉血栓,因此不宜作为常规置管部位。初学者,或在紧急情况或难以在颈内静脉、锁骨下静脉置管时,可选择股静脉置管。

2. 操作方法

(1) 患者评估、物品准备、导管检查和准备。

(2) 常规消毒和铺无菌巾,局部浸润麻醉,局麻针试穿确定深度和方向。

(3) 用 Seldinger 法穿刺置管

① 静脉穿刺:用 18G 穿刺针连接注射器,在选定穿刺点沿试穿方向进针,进针过程中注射器略带负压,通畅地抽得暗红色静脉血后固定穿刺针。

② 置入导丝:将导丝从注射器尾部送入血管腔,深度 25~30 cm,之后退出穿刺针及注射器。

③ 旋入扩张子:沿导丝将扩张子单方向旋转进入皮肤和皮下组织,避免扩张子进入静脉。

④ 置入导管:将导管沿导丝置入静脉,置入导管时导丝尾端必须伸出导管末端,初步调节好导管深度,拔出导丝。从导管内抽回血证实导管在血管内后,用含肝素的生理盐水冲洗导管各腔,调节导管深度,固定导管,无菌敷料覆盖。

【注意事项】

1. 判断穿刺针进入的是静脉还是动脉。

(1) 根据血液颜色,动脉血鲜红、静脉血暗红。

(2) 将钝头传感探头通过穿刺针阀门或将穿刺针筒与针头脱开,如有搏动性血流喷出,则常为误穿动脉。

(3) 接压力传感器观察压力和波形判断静脉还是动脉。

2. 穿刺困难时,可床旁超声引导下穿刺。

3. 颈内静脉或锁骨下静脉穿刺置管成功后应拍胸片明确导管位置。

第十节 超声引导下的深静脉穿刺置管术

近年来,超声以其实时清晰的超声图像,真实的彩色血流信号,准确的血流动力学参数在引导各种血管穿刺和监测置管状况与并发症防治中得到越来越广泛的应用。其主要优点:操作简易,定位准确,特别对困难深静脉置管,可减少徒手穿刺操作中深度与角度的把握困难,很大程度上降低了损伤,增加了操作的成功率和有创操作的安全性。同时,为常见深静脉并发症的床旁监测与诊断带来了快捷与便利,已逐渐成为ICU不可缺少的组成部分。

【适应证】

1. 预计穿刺困难,需要导向的血管穿刺或置管术。包括特殊体形、生理或病理性异常的血管内置管困难者,以及易发生穿刺并发症者。

2. 血管内留置导管的监测。

3. 四肢急性动脉血管疾病的诊断、监测与介入治疗。

【禁忌证】

1. 严重出凝血功能障碍者。

2. 严重高血压者。

3. 穿刺部位有特殊禁忌证者,如感染、畸形等。

【操作方法及程序】

1. **体位**

(1) 颈部血管超声体位:平卧,头朝穿刺部位对侧扭转。

(2) 锁骨下血管超声体位:平卧,头朝穿刺部位对侧扭转,穿刺肩部略垫高,或适当头低脚高位。

(3) 上肢超声体位:仰卧,上肢外展,掌心朝上。腋窝血管探测上肢外展约 90°。

（4）下肢超声体位：仰卧，下肢外展约 30°~60°。

（5）腋窝血管超声体位：仰卧位。

2. 超声探头与频率选择　根据所探测血管部位和血管深浅不同来决定探头频率与形状的选择。一般情况下，浅表血管探头选择高频率探头；位置较深选择低频探头。上肢浅表静脉宜采用 7.5~10 MHz 高频探头；锁骨下静脉采用 3.5~5 MHz；下肢髂静脉采用 3~5 MHz；下肢深静脉采用 5~7 MHz；下肢浅表细小静脉可使用 10 MHz 以上探头。普通病人首选线阵探头，体型肥胖者宜采用凸阵、扇形或扇形相控阵低频探头。

在探头上附加穿刺导向器更有利于直观下穿刺导向的准确性。

3. 导向穿刺步骤

（1）调试校正超声设备，包括预置功能选取、功能键（深度、增益、压缩、速度、聚焦与清晰度等）调整。

（2）先用普通探头获得超声显示的理想二维图像。依穿刺血管的解剖部位，多角度纵切面和多水平横切面进行综合超声扫查，通过不同切面确认血管位置、走形、内径、与相邻组织的关系，估测进针深度与角度，距体表穿刺点的距离。可进一步启动彩色多普勒血流程序显示真实彩色血流图像，必要时测定血流动力学参数，特别是存在病变的情况下。

（3）对穿刺部位进行严格消毒、铺巾。探头应当严格消毒（可用无菌手套包裹）。可采用诗乐消毒液消毒探头。装配穿刺导向器，用生理盐水替代耦合剂。

（4）再次确定穿刺点，具体穿刺方法见上一节深静脉穿刺置管术。

4. ICU 常用穿刺部位超声导向要点

（1）常用静脉穿刺部位探测要点

① 颈内静脉：将探头置于颈根部与锁骨上缘，沿胸锁乳突肌

前缘向气管旁探察血管长轴切面,再从颈静脉近心段向头侧移动做横切面检查。

② 颈外静脉:同颈内静脉。

③ 锁骨下静脉:将探头置于锁骨上窝仔细扫查可显示锁骨下动脉近段,与之伴行的则是锁骨下静脉。

④ 腋、肱静脉:取纵置切面可获得图像,必要时,可采用多普勒信号确认静脉与相伴行的动脉,沿腋静脉可达肱静脉,两者之间没有明显的界限,肱静脉通常为两支。

⑤ 股静脉:先纵置显示股静脉的图像,可见股静脉与大隐静脉相连接,或横置腹股沟水平查扫,获得段切面股静脉后转为纵置探头。

(2) ICU常用动脉穿刺部位探测要点

① 肱动脉:探头横置肱骨干内侧的肱二头肌内侧缘,外上或内下移动扫查肱动脉。在显示长轴切面时,探头方向朝向头侧。

② 前臂桡、尺动脉:可先在腕部触及桡动脉的波动,将探头纵向置于其表面显示桡动脉长轴切面,或将探头直接横置腕部找到桡动脉的短轴切面后,然后转为纵置显示其长轴切面。尺动脉因不易触及,可采用探头横置于腕内侧扫查。

③ 股动脉:从位置表浅的股动脉近端向远端检查。探讨置于腹股沟韧带中部,股动脉接近体表的位置上。以获得股动脉长轴和短轴的图像。

④ 腘动脉:探头横置于腘窝,获得短轴图像,并向下行,可见小腿的胫后动脉和胫前动脉。

【注意事项】

1. 穿刺人员与超声导向操作人员均应经过培训,并熟练掌握相应的操作技术,通力协作。应注意使用超声仪器的性能(如灵敏度、分辨率和伪像的大小)对探测的影响。

2. 了解操作部位解剖结构、常见动脉变异和主要侧支通路。注意一些解剖特征:① 上肢静脉变异较常见。深静脉常常与同名动脉伴行,未显示动脉伴行血管,一般为浅静脉。② 腘静脉下端与胫静脉干连接。

3. 静脉探测时应注意使用探头的压力不宜过大,否则影响静脉的显示。

4. 穿刺过程严格按无菌操作要求进行。

5. 通过定期对留置深静脉导管的监控,可了解导管位置是否保持准确及有无血栓形成等并发症,以便及时处理。

第十一节　主动脉球囊反搏技术

主动脉球囊反搏(IABP)是一种机械循环辅助方法,是指通过动脉系统植入一根带气囊的导管到左锁骨下动脉开口远端和肾动脉开口上方的降主动脉内,在心脏舒张期,气囊充气,在心脏收缩前,气囊放气,达到辅助心脏的作用。

【工作原理】

1. 在心脏舒张期,主动脉瓣关闭,球囊充气膨胀,推动血液上、下运动。当血液逆向流动,使主动脉上段舒张压升高,冠状动脉血流量增多,灌注加强,心肌供血供氧改善;血液顺向流动,增加肾动脉的血液灌注。

2. 心脏收缩前(心电图 R 波出现时)气囊放气,产生吸引作用,降低左室后负荷,心脏射血阻力下降,辅助心脏射血,部分降低心肌耗氧量。

【适应证】

1. 高危患者手术中预防性运用。

2. 心脏手术后脱机困难者。

3. 心脏手术后心力衰竭,低心排综合征。

4. 缺血性心脏病、急性心梗并发心源性休克、顽固性心绞痛、冠脉造影、PTCA 及冠脉溶栓时的辅助。

5. 室间隔穿孔、二尖瓣反流、顽固性严重心律失常。

【禁忌证】

1. 绝对禁忌证　重度主动脉瓣关闭不全、主动脉窦瘤破裂、主动脉夹层动脉瘤。

2. 相对禁忌证　脑出血、不可逆的脑损伤、慢性心脏病晚期、畸形矫正不满意、有转移的晚期肿瘤。

【主动脉球囊反搏装置内容】

1. 气囊导管为一次性使用,根据气囊充气量分为4、9、10、15、25、32、35、40 ml等,应根据患者性别、体重等情况挑选。

2. 反搏机为气囊驱动部分,由监测部分、调控部分、真空泵和气体压缩机组成。

【置入前准备】

1. 装置准备　球囊反搏导管,主动脉球囊反搏机器,压力检测装置(包括专用换能器、软包装生理盐水、加压袋)

2. 器械准备　静脉切开包,PVP消毒物品,无菌手套,手术衣、操作用帽子、口罩

3. 置入前装置设定

(1) 打开IABP机器,检查氦气(>200 PSI)。

(2) 连接心电图导联(三导联或五导联),或者通过连接线将床边监护仪的心电图讯号连接至反搏机。

(3) 安装患者动脉压力测定装置,并在测定前校零。

(4) 选择波形清晰,有最高R波的导联。

【置入方法】

1. 穿刺部位选择　经皮股动脉穿刺植入法最常用,股动脉切开植入法已少用,经胸升主动脉植入法适用于经股动脉不能植入气囊或心脏手术过程中。

2. 导管选择　成年男性多选40 ml,成年女性多选32～40 ml,儿童酌情选择。

3. 从包装盒中取出IAB导管,将导管放入降主动脉距左锁骨下动脉2 cm,放置术中注意患者主诉,剧烈腰痛常提示主动脉夹

层。除非在导管室放置,否则在置管后必须拍摄胸片明确导管位置。

4. 将压力监测装置与 IAB 导管的中心腔连接,获得动脉压力波形,注意:不允许在反搏导管囊腔内抽血及进行手工冲洗或者放置另一路动脉压力监测通路。

【反搏机器操作】

1. 触发模式选择:压力触发或者心电触发以及固定频率,必须评估后选择可靠的触发模式。
2. 根据病情选择辅助充气比例。
3. 启动反搏充气泵。
4. 在整个反搏过程中,必须严密监测并调整球囊的充放气时间,用连续显示动脉压力波形的方法,即每个收缩波形后,有"第二个收缩波"正好位于较小的第一个动脉波后降段上。如果过早充气会减少每搏输出量,增加心室收缩末和舒张末容量,增加心脏前后负荷。

【反搏机撤离】

1. 血流动力学监测条件下,下调辅助比例,逐渐撤机。
2. 拔管前球囊放气。
3. 拔管。
4. 拔管后至少按压 20 分钟,后给予加压。
5. 关闭氦气,关闭电源。
6. 各导线清洁后妥善管理。

【常见报警】

包括触发、导管、充气、系统监测报警。

【并发症】

1. 下肢缺血 发生率约为 47%,表现为缺血肢体疼痛,皮肤苍白、变凉,足背动脉搏动消失。预防:适当抗凝,选择合适的气囊导管,持续反搏,注意下肢动脉搏动(也可用超声多普勒监测)、温度、颜色的变化,及时处理异常情况。

2. 感染　注意无菌操作,合理使用抗生素。

3. 出血　包括局部或全身性出血。局部出血可给予缝合及沙袋压迫,全身性出血应调节抗凝药。

4. 导管插入夹层　发生比例约为1‰,一般考虑手术修补。

5. 动脉撕裂穿孔　手术修补。

6. 气囊破裂　导管囊内见到血液即可明确,一旦发生,应尽快抽除气囊内气体,并迅速拔除导管,以防血栓形成。

【护理】

1. 心电触发应选择R波向上的最佳导联,防止由于电极脱落或接触不佳而影响反搏效果,QRS波群振幅应>0.5 mV,若低于此标准应改变触发方式。

2. 严密观察反搏效果,并监测患者心率及心律的变化,心动过缓、过速及心律失常均会影响反搏效果。

3. 检查置管侧下肢动脉搏动、皮肤的颜色、温度并与对侧相比较,4小时评估并记录一次。

4. 检查弹力绷带是否过紧,有否渗血,术后24小时可拆除。

5. 体位<45°,避免屈膝、屈髋,以防球囊导管发生曲折。

6. 观察穿刺部位,若被污染,及时消毒、换药甚至重新放置。

7. 如出现球囊管内血液流出并有伴顽固低搏压,应高度怀疑球囊破裂,必须立即处理。

8. 监测凝血功能,观察出血情况。

9. 严格执行换泵的操作程序,避免循环波动。

第十二节　体外起搏

体外起搏是一种无创的临时起搏方法,通过皮肤、皮下组织及肌肉将发放的脉冲电流传输到心脏,进行起搏。

【适应证】

由于体外起搏具有安全、迅速、易掌握、不需要特殊X线设备

辅助的优点,所以在院前、急诊室的心脏急症的抢救中有着不可替代的作用。主要应用于:

1. 治疗血流动力学不稳定的缓慢性心律失常,如Ⅲ度房室传导阻滞伴反复发作阿-斯综合征的患者。

2. 室速、室颤电复律后发生的心脏停搏。

3. 可试用于心脏静止的患者,但作用有限。

4. 可以通过超速抑制和程控早搏刺激终止室性和室上性心动过速,但应做好复律及除颤的准备。

体外起搏的成功率较低,因此,有条件时尽量转为心内起搏。

【禁忌证】

无绝对禁忌证,对于心包填塞、严重肺气肿和过度肥胖的患者应选择心内起搏。

【操作方法】

1. 向清醒的患者及其家属作必要的解释与说明。

2. 用75%乙醇清洁局部皮肤。

3. 将起搏电极固定于胸壁适宜的位置(同心脏电复律的电极位置)。常用体外起搏电极的位置多选用前后位或右尖位双极体外起搏。前后位时起搏电极的负极以心电图胸前 V_3 导联处为中心,正极在背部肩胛骨下方脊柱左侧或右侧。右尖位时,起搏电极的负极在左腋前线第5肋间,正极在右锁骨中线锁骨下方位置。

4. 连接好监护系统和体外起搏系统。

5. 开启起搏功能开关,选择适宜的初始起搏频率、起搏阈值和起搏方式,打开脉冲发放开关。患者有自主心律时采用按需起搏(VVI),心脏停搏时采用非同步心脏起搏方式(VOO)。

【起搏有效的判定】

1. 按设定起搏频率体表心电图上出现于起搏脉冲之后的宽大畸形 QRS 波群,其后有与之相应的巨大倒 T 波。

2. 与起搏频率一致的动脉搏动和血压上升。

【注意事项】

1. 体外起搏脉冲较宽,可对体表心电图产生干扰,影响心脏夺获的识别,必要时可间断关闭体外起搏,以确定自身心律并及时发现和终止快速性心律失常。

2. 连续体外起搏120分钟仍不能撤除者,应过渡至X线下心内膜起搏。

3. 紧急起搏时,其他复苏治疗同步进行。

4. 体外起搏会产生电极部位与起搏脉冲同步出现的肌肉抽动,一般能耐受。对于清醒患者如果对局部刺激特别敏感,应给予适当的镇痛、镇静治疗。

5. 体外起搏引起的胸部骨骼肌收缩可影响动脉搏动的判断,因此动脉搏动的判断应选择右手。建议采用有创动脉监测,连续观察血流动力学的变化。

第十三节 床边心内临时心脏起搏术

床边心内临时心脏起搏主要采用经静脉途径,通常采用单腔按需起搏器,即VVI。本节主要介绍在体表心电图指引下应用漂浮电极导管进行床旁心脏临时起搏,它由一根静脉导管电极和一只体外脉冲发生器组成,不需X线指导,用于需要立即起搏的患者。

【适应证】

1. 治疗性起搏 急性心肌梗死、急性心肌炎、药物中毒或电解质紊乱、心脏外伤或外科术后、严重心肌缺血等引起的房室传导阻滞、严重窦性心动过缓、窦性停搏伴心源性脑缺氧综合征(阿-斯综合征)发作或晕厥者。

2. 预防性或保护性起搏 冠状动脉造影及心脏血管介入性导管治疗;心律不稳定患者在安置永久性心脏起搏或更换起搏器时;心动过缓或虽无心动过缓但心电图有双束支阻滞,不完全性三分支阻滞,将要接受全身麻醉或大手术者。

【禁忌证】

临时心脏起搏术大多用于紧急抢救,故没有绝对禁忌证。

【操作方法及程序】

1. 术前准备　心电图、除颤器、急救药品、插管器械等。

2. 静脉途径　包括锁骨下静脉,颈内、外静脉,股静脉及肱静脉。右侧颈内静脉是最常用的静脉入路,该入路是进右室最直接的路径,并能稳定固定导线。

3. 穿刺方法　采用 Seldinger 技术插入静脉鞘管,起搏电极导管经鞘管推送,进入 15～20 cm 或右心房后,气囊充气 1.0～1.5 ml,电极导管可顺血流导向通过三尖瓣进入右心室。

4. 电极导管定位与固定　根据心腔内心电图特征可指导电极导管的定位。导管位于上腔静脉时 P 波高大、倒置,位于右房中部时 P 波双相,导管穿过三尖瓣进入右心室时 P 波振幅降低而 QRS 波振幅显著增大,导管接触到心内膜时显示 ST 段呈弓背向上抬高是重要的电极定位指标,进入心室流出道则 P 波又倒置且 QRS 波幅度减低。依起搏图形 QRS 波方向调整电极位置直至出现稳定的起搏图形。

右心室起搏,在体表心电图上产生类左束支传导阻滞的 QRS-T 波群,一般要求起搏阈值应小于 1 mA(0.5 V)。

5. 起搏参数调节

(1) 起搏频率:起搏器连续发放脉冲的频率。一般为 70～80 次/分,可按具体情况增减。

(2) 起搏阈值:引起心脏有效收缩的最低电脉冲强度,一般低于 1 mA。为了获得稳定夺获,起搏电流常为阈电流的 3～4 倍。心室起搏一般要求电流 3～5 mA,电压 3～6 V。

(3) 感知灵敏度:起搏器感知 P 波或 R 波的能力。心室感知灵敏度值一般为 1～3 mV。

6. 术后摄 X 线胸片一张,记录一份 12 导联心电图。

【注意事项】

对于安置临时心脏起搏器的患者,在围术期中应注意:

1. 搬动患者要小心,防止电极脱开或刺破右心室。

2. 穿刺部位应尽量保持清洁,防止感染。

3. 高钾血症、代谢性酸中毒可提高心肌起搏阈值,从而减弱起搏效果;而缺氧和低钾血症可降低心肌起搏阈值,从而诱发心室颤动。

4. 除颤放电可能损坏起搏器,故每次除颤后应仔细检查。

5. 备好异丙肾上腺素,以防起搏器失效。

6. 由于临时起搏器的终端暴露在外,故必须予以保护以防触电。

第十四节 人工气道的建立

一、经口气管插管术

【适应证】

1. 上呼吸道梗阻。

2. 气道保护性机制受损。

3. 气道分泌物潴留。

4. 实施机械通气。

【禁忌证】

经口气管插管无绝对禁忌证,但患者存在以下情况时,可能导致插管困难或有引起上呼吸道黏膜和脊髓严重损伤的可能,应谨慎操作或选择其他人工气道建立的方法。这些情况包括:口腔颌面部外伤、上呼吸道烧伤、喉及气管外伤、颈椎损伤。

【操作方法及程序】

1. 准备适当的喉镜和不同型号的气管导管,检查导管气囊是否漏气。气管导管远端1/3表面涂上液状石蜡。可利用导丝将导管塑形,导丝不能超过导管远端,以免损伤组织。

2. 患者取仰卧位,肩背部垫高约 10 cm,头后仰,颈部处于过伸位,使口腔、声门和气管处于一条直线上,以利于插入气管插管。

3. 预充氧、人工通气,在插管过程中注意监测生命体征。

4. 喉镜暴露声门　操作者站在患者头端,用左手握喉镜,从患者口腔右侧插入,将舌头推向左侧。喉镜应处于口腔正中,充分暴露会厌,喉镜插入会厌与舌根之间或插入会厌下方,向前上方挑,则可看到声带。

5. 暴露声门后,右手将导管插入声门。避免插入过深,一般情况下,男性患者插入深度为距离门齿 24～26 cm,而女性为 20～22 cm。给气囊充气,将气管导管接呼吸机或麻醉机,实施机械通气,先给予纯氧。使用导丝者,在气管导管插入声门后,一边送导管,一边将导丝拔除。

6. 确认导管插入气管　主要通过以下手段:① 用听诊器听两肺呼吸音是否对称;② 监测患者呼出二氧化碳浓度,如插入气管,则可见呼气时呈现二氧化碳的方波,以及测得的呼出气二氧化碳浓度值;③ 监测流速-时间波形,如有自主呼吸,可监测到典型的呼气波形;④ 对于有自主呼吸的患者,可通过麻醉机气囊的活动,确认导管插入气管。

7. 将牙垫插入口腔,此时才可将喉镜取出,用蝶形胶布将气管导管和牙垫一起固定于面颊部及下颌部。

8. 拍摄 X 线胸片,确认导管位置　气管导管远端应在隆突上 3～4 cm。

【注意事项】

1. 每次操作应密切监测血氧饱和度、心率和血压。

2. 插管前评估患者气道,预计插管难度,可提前进行准备。插管操作的时间不应超过 30～40 s,如一次操作不成功,应立即面罩给氧,待血氧饱和度上升后再重复上述步骤。

二、经纤维支气管镜插管术

经纤维支气管镜插管术是困难气管插管的一种。

【适应证】

需行经口或经鼻气管插管者,插管前应判断患者是否存在插管困难。判断插管困难的主要手段包括以下几种情况。

1. 观察咽部结构的可见程度 让患者将舌伸出或将舌拉出,观察咽部结构,如果能够看到咽峡、软腭、悬雍垂,则插管可能较容易;如不能看到,插管可能会遇到困难。

2. 评价寰椎-枕骨关节的活动度 患者将口张开,上列牙水平与枕骨平面平行,然后将头部后仰,使下列牙水平与枕骨平行,头后仰的角度可反映寰椎-枕骨关节的活动角度。正常情况下,活动角度应$>35°$,如活动角度降低 $1/3$,则插管困难。

3. 测定颏部与舌骨之间的距离 颏舌距离正常大约为三横指,如患者颏舌距离仅为两横指,甚至一横指,则提示插管困难。

4. 评价下颌骨-颞骨关节活动度 患者张口,沿上下门齿方向插入手指,正常能够插入三横指。如不够三横指,则提示插管会遇到困难。

【操作方法】

如果预计插管困难,可考虑经纤维支气管镜插管。首先将气管导管套在纤维支气管镜上,纤维支气管镜经口或经鼻插入声门上方,而后在直视下将气管导管插入气管。也可先将纤维支气管镜经声门插入气管,然后再将气管导管送入气管。之后拔除支气管镜,将气管导管固定。

三、经皮穿刺气管造口术

经皮穿刺气管造口术为新型微创手术,具有操作方法简便、创伤性小、床边即可开展等特点。

【适应证】

1. 上呼吸道梗阻。

2. 气管保护性机制受损。

3. 昏迷、胸部外伤、胸廓活动或呼吸活动受限、胸腹部手术后等各种原因导致气管分泌物潴留。

4. 实施机械通气。

5. 其他手术的前置手术。

6. 已经行气管插管,但需较长时间保留人工气道或机械通气治疗的患者。

【禁忌证】

1. 颈部粗短肥胖,颈部肿块或解剖畸形。

2. 颈部创伤或手术史。

3. 甲状腺弥漫性肿大。

4. 局部软组织感染。

5. 凝血障碍。

【操作方法及程序】

1. 术前准备　常规器械及药品准备:氧气、吸引器、面罩、喉镜、气管插管、气管切开包、经皮气切套件、抢救药品。检查气管切开导管气囊有无漏气。患者给予适当镇静镇痛。

2. 体位　为正中仰卧位,头后伸,肩部垫高,下颏、喉结、胸骨上切迹三点一线。

3. 穿刺点　选第1与第2或第2与第3气管软骨间隙,常规消毒铺巾,利多卡因局麻后在穿刺点做一长约1.5 cm的横行切口至皮下。

4. 将针芯放入穿刺套管,后接注射器,在选定穿刺点垂直进针,有明显突破感后回抽注射器,若顺畅抽得气体,证明穿刺针在气管内。

5. 取出针芯,经套管放入导丝,确保至少有10 cm以上的导丝进入气管。

6. 拔除穿刺套管,沿导丝放入扩张器,扩张皮下组织,避免过深,损伤气管后壁。固定好导丝的位置,避免滑出。

7. 沿导丝头端推下扩张钳,分2～3次,依次扩张皮下组织和气管前壁,注意扩张钳尖端的角度和方向,此过程应注意固定好导丝的位置,避免导丝异位和打折。

8. 沿导丝置入气管套管,拔除导丝,及时吸尽穿刺处的痰液和血液。

9. 气囊充气,固定带固定气管套管。气管切开护理常规,定时消毒,更换敷料。

10. 如果采用螺旋扩张导管,步骤6、7改为沿导丝放入扩张器,顺时针旋转螺旋扩张器,前端指向气管后壁略向脚端,旋进1～2个螺纹后,略向上提螺旋扩张器,继续顺时针旋转扩张器扩张气管前壁。避免插入过深,以防损伤气管后壁。固定好导丝的位置,避免滑出。其余步骤同扩张钳法。

对有气管插管需行经皮气管切开术的患者,应在皮肤切开穿刺气管前退出气管内导管至穿刺点上方,待气管套管完全送入气管远端后,再拔出气管插管。

【注意事项】

1. **防治并发症** 并发症包括:出血、气胸、空气栓塞、皮下气肿和纵隔气肿、导管误入假道、切口感染和气道梗阻等,规范操作和良好护理基本可以避免以上并发症。

2. **积极预防意外拔管** 正确、牢靠固定气管切开管并每日检查;定时检查气管切开管深度;对于烦躁的患者,给予适度镇痛镇静,使用约束带;呼吸机管道不宜固定过牢,以防止患者翻身或头部活动时导管被牵拉而脱出。

四、纤维支气管镜检查与治疗术

纤维支气管镜(纤支镜)由于其直视下操作性强、安全等特点,在重症和急症呼吸系统疾病的诊断和治疗中发挥着十分重要的作用,已成为重要的急性呼吸道疾病诊疗与急救措施之一。

【适应证】

1. ICU纤支镜诊断性应用　气管插管或气管切开状况的探察,有无外伤、异物、腔内占位引起的急性气管阻塞、插管或切开相关管壁损伤等。有无肺不张、阻塞性肺炎及支气管壁急性病变(炎症、外伤支气管损伤与断裂)。急性呼吸道出血的诊断与鉴别诊断。外科术后气管或支气管吻合口探察。痰标本留取。肺泡灌洗。经支气管镜肺活检。

2. ICU纤支镜治疗性应用　引导插管。协助可能存在上气道阻塞患者的气管拔管。引导留置鼻胃管。术后或长期卧床肺不张患者的深部痰液清理。取异物与烧伤气道结痂清除等。

【禁忌证】

以下几点均属相对禁忌证。

1. 活动性大咯血期间(已发生窒息者除外)。

2. 急性心肌梗死,严重冠状动脉供血不足,心功能不全,或严重心律失常。

3. 脑出血(颅内压增高)。

4. 严重高血压,或可疑主动脉瘤,以及严重肺动脉高压。

5. 严重出凝血功能障碍。

6. 未控制的哮喘。

【操作程序与步骤】

1. 术前准备　评估患者病情。空腹。常规器械及药品:纤维支气管镜、标本收集器,无菌治疗包等。

2. 患者体位　去枕平卧。

3. 监测与氧供保障

(1) 重症患者纤支镜检查与治疗期间应监测血压、脉搏、呼吸、SpO_2。

(2) 对带有人工气道或机械通气患者应使用气道"三通"装置,同时连接氧气供应或机械通气。

4. 术式与麻醉 术前与术中必须充分麻醉咽部、气管和支气管黏膜表面。送入纤支镜时动作要轻柔、熟练。可以选择经口或经鼻插入。

常规采用2%利多卡因对需要检查的气道进行喷雾和滴入式麻醉。

【诊疗方法与原则】

1. 引导插管法。

2. 检查与校正插管位置 当临床上怀疑气管插管过深或过浅时,可在纤支镜直视下调整插管深度;双腔插管的定位检查。

3. 细菌学标本留取方法 经纤支镜直视下留取下呼吸道细菌学标本技术很大程度上提高了标本来源的准确性。应用纤支镜经气管插管或气管切开路径来留取呼吸道分泌物细菌学标本的方法有:

(1) 直接吸引法:经纤支镜吸引孔将分泌物直接吸出到一次性痰液标本杯内,此法检验结果易受纤支镜前端吸引孔周围污染的影响。

(2) 经导管吸引法和带套管毛刷取材法,后两种方法可以减少标本污染。

4. 支气管肺泡灌洗(BAL)术。

5. 经支气管黏膜和肺活检法 对下呼吸道感染病原学诊断困难的重症患者,特别是可疑真菌(曲霉菌)感染者,经纤支镜气道的支气管黏膜或肺活检(TBLB)标本不仅可以进行真菌培养,还可以通过病理学检查发现真菌感染的组织学特征与证据,这对确诊十分重要。需要较为熟练的纤支镜操作技术方能进行。

6. 吸入性肺炎、肺不张处理术 ICU常见误吸性肺炎,包括胃内容物或反流物、污物、污水、血液、化学物质等,是引发急性肺损伤的主要原发病因之一。

(1) 患者镇静与气管内麻醉后进镜。

(2) 进镜后,先对误吸的胃内容物、血性分泌物和黏稠的痰液进行彻底清理。痰痂或血凝块吸出有困难时,可采用活检钳协助取出。

(3) 对 3 级以下支气管不能清除物进行灌洗清理,此时的灌洗液量不宜过大,一般每次 3~10 ml,并应尽快吸出灌洗液。

(4) 对含化学成分的误吸患者,可考虑在手术结束前用地塞米松 5~10 mg 气管内局部灌注。

【注意事项】

1. 操作人员必须熟练掌握纤支镜操作技能。

2. 气管、支气管内出血患者可用 1∶10 000 肾上腺素或去甲肾上腺素 3~5 ml 局部灌洗止血。如果检查与治疗时遇大量鲜血涌出,即刻经纤支镜吸引孔吸出血凝块,快速灌注入 4℃ 左右,2%~6% 浓度的盐酸肾上腺素冷盐水,每次 5~10 ml,反复灌洗和抽吸,直至回抽的血性液变清淡为止。如果出血部位明确,可以经纤支镜吸引口对准出血部位或管口注入 200~1 000 U/ml 的凝血酶溶液 5~10 ml;大咯血患者还可先用 2% 纤维蛋白原溶液 5~10 ml 局部注入,再注入凝血酶局部止血。应积极配合全身止血药物如血管加压素的应用。

3. 术后应密切观察患者的生命体征变化,特别是呼吸状态。常见并发症有出血、气胸。一旦出现,应及时对症处理。

4. 支气管黏膜与肺活检术后的机械通气患者,应根据病情,适当调低机械通气相关压力参数,降低气压伤的发生率。

第十五节　血液滤过

连续性血液滤过是采用中心静脉留置单针双腔导管建立血管通路,应用血泵驱动进行体外血液循环,通过高通量的滤器以超滤作用清除过多的水分,以对流原理清除大、中、小分子溶质的一种血液净化治疗方式。

【适应证】

1. 肾脏疾病

（1）急性肾衰竭（ARF）。

（2）慢性肾衰竭维持性血液透析患者出现急性肺水肿或血流动力学不稳定。

（3）需要通过血液滤过达到水电酸碱平衡者。

2. 对于如下非肾脏疾病，也可以应用血液滤过：

（1）全身炎症反应综合征、急性呼吸窘迫综合征、多器官功能障碍综合征。

（2）挤压综合征。

（3）急性坏死性胰腺炎。

（4）慢性心力衰竭。

（5）肝性脑病。

（6）药物或毒物中毒。

【基本设备及操作程序】

需备有血泵、连接管道、滤器、空气捕获器、容量控制系统及监控系统。

1. 开启机器，待通过自检后进行管路连接。

2. 配置预冲液进行管路预冲。

3. 根据患者病理生理指标制定适宜的置换液配方。

4. 选择适宜的治疗模式及参数设定。

5. 将治疗管路与患者的血管通路相连接，按预设的治疗模式及参数开始治疗。

6. 监测患者情况，随时调整治疗。

【并发症】

1. 技术并发症

（1）血管通路血流不畅。

（2）血流量下降和体外循环凝血。

（3）管道连接不良。

(4) 空气栓塞。

(5) 滤器功能丧失。

(6) 血液净化不充分。

2. 临床并发症

(1) 出血。

(2) 血栓。

(3) 循环功能紊乱。

(4) 水、电解质平衡障碍。

(5) 感染。

(6) 过敏反应。

(7) 低温。

(8) 营养成分丢失。

【注意事项】

1. 对于不同病理生理状态的危重患者应根据具体情况选用不同治疗模式,随时调整治疗参数,保证患者的水、电解质和酸碱平衡。

2. 根据患者凝血功能的变化采用适宜的抗凝方式,注意避免出血等并发症发生。

3. 保持体外循环管路密闭、通畅,避免受压、扭曲、管路内凝血;保持穿刺部位清洁、干燥,定期换药,减少感染机会;妥善固定体外循环管路,避免管路松动、脱落。

4. 监测穿刺肢体周径的变化,避免血栓形成。

5. 根据患者具体情况调整置换液配方,液体配置时应严格无菌操作,严格识别各种液体。

6. 监测体外循环管路的各压力变化,及时发现管路或滤器凝血、滤膜破裂,及时更换。

7. 正规操作,避免空气进入循环管路。

8. 治疗过程中严密监测患者生命体征,尤其是体温的变化。

第十六节 无创机械通气

无创正压通气(NPPV)是指无需建立人工气管的正压通气,常通过鼻/面罩等方法连接患者。与有创机械通气一样,无创机械通气也能通过改善肺通气及肺换气功能、降低呼吸功,对呼吸衰竭患者提供有效的呼吸支持。

与有创通气不同,NPPV 无需建立人工气管,可以避免人工气管的不良反应和并发症(气道损伤、呼吸机相关性肺炎等),但同时也不具有人工气管的一些功能(如良好的气管引流和气管密封性等)。

【适应证】

应用 NPPV 患者必须具备以下基本条件:① 较好的意识状态;② 咳痰能力;③ 自主呼吸能力;④ 血流动力学稳定;⑤ 良好的配合 NPPV 的能力。

当患者出现较为明显的呼吸困难,动用辅助呼吸肌,常规氧疗方法(鼻导管和面罩)不能维持氧合或氧合障碍有恶化趋势时,应及时使用 NPPV。

1. 由慢性阻塞性肺疾病(COPD)引起的慢性呼吸衰竭和慢性阻塞性肺疾病急性发作(AECOPD)。
2. 急性肺损伤(ALI)或早期急性呼吸窘迫综合征(ARDS)。
3. 心源性肺水肿。
4. 呼吸-睡眠暂停综合征。
5. 肺间质纤维化。
6. 合并免疫功能抑制的呼吸衰竭患者首先试用 NPPV。

【禁忌证】

1. 意识障碍。
2. 呼吸微弱或停止,无力排痰。
3. 严重的脏器功能不全(上消化道大出血、血流动力学不稳定等)。

4. 未经引流的气胸或纵隔气肿。
5. 严重腹胀。
6. 上气道或颌面部损伤/术后/畸形/阻塞。
7. 不能配合 NPPV 或面罩不适等。

【呼吸机模式】

目前临床上常用的经鼻/面罩正压通气。呼吸机的工作模式有持续气道正压(continuous positive airway pressure,CPAP)和双水平气道正压(bilevel positive airway pressure,BiPAP)。BiPAP通常有两种工作模式:自主呼吸通气模式(S模式,相当于 PSV+PEEP)和后备控制通气模式(相当于 PCV+PEEP)。

【操作方式】

1. 筛选患者。
2. 教育患者。
3. 应给予患者心电监护、经皮血氧饱和度监测,并使患者处于半卧位。
4. 选择大小合适的口鼻面罩或鼻罩,用固定带固定,松紧以恰好不漏气为宜。
5. 打开机器,选择需要的模式,并且设定合适的压力、呼吸频率、吸呼比、吸氧浓度及压力上升时间。
6. 连接患者。
7. 观察患者的呼吸情况,SpO_2是否稳定在 90% 以上,询问患者呼吸的舒适度,如果患者仍感觉呼吸窘迫,适当提高 IPAP 直至患者感觉吸气舒适。
8. 在使用 NPPV 治疗时,应经常巡视观察,除了解患者的主观感觉外,还要观察客观反应。
9. 在患者应用 NPPV 短期(1~2 h)病情不能改善,或进行性恶化时应立即转为有创通气。

第十七节 有创机械通气

有创机械通气是通过建立人工气道,对患者进行呼吸功能支持的治疗手段。机械通气的生理学作用:改善肺泡通气;改善氧合;提供吸气末压(平台压)和呼气末压(PEEP),以增加吸气末肺容积(EILV)和呼气末肺容积(EELV);降低呼吸功耗,缓解呼吸机疲劳。

【适应证】

1. 经无创呼吸机治疗后患者病情无改善或仍继续恶化。
2. 意识障碍,气道保护能力差。
3. 严重的脏器功能不全(上消化道出血、血流动力学不稳定等)。
4. 呼吸形式严重异常,如呼吸频率>35~40次/分或<6~8次/分,呼吸节律异常,矛盾呼吸,自主呼吸微弱或消失。
5. 血气分析提示严重通气和(或)氧合障碍:PaO_2<50 mmHg,尤其是充分氧疗后仍<50 mmHg;$PaCO_2$进行性升高,pH动态下降。

【禁忌证】

有创机械通气无绝对禁忌证,但是如患者出现下列情况时可能会导致病情加重:

1. 气胸及纵隔气肿未行引流。
2. 肺大泡和肺囊肿。
3. 低血容量性休克未补充血容量。
4. 严重DIC有出血倾向,大咯血、呼吸道积血等肺出血症状。
5. 气管-食管瘘。
6. 急性心肌梗死合并严重心源性休克或心律紊乱者等。

在出现致命性通气和氧合障碍时,应积极处理原发病(如尽快行胸腔闭式引流、积极补充血容量等),同时不失时机地应用机械通气。

【操作方法及程序】

1. 根据患者的病情明确是否有有创机械通气的指征。

2. 判断是否有机械通气的相对禁忌证,进行必要的处理。

3. 根据患者的病情选择控制呼吸或辅助呼吸。

4. 确定机械通气方式(IPPV、IMV、CPAP、PSV、ASV、SIMV、BIPAP)。

5. 潮气量(V_T)和通气频率(f)　成人预设的 V_T 一般为 5~15 ml/kg,f 为 15~25 次/分,将 V_T 和 f 一起考虑是合理的,因 $V_T \times f = V_{min}$(每分钟通气量)。预设 V_{min} 需考虑患者的通气需要和 $PaCO_2$ 的目标水平。

6. 吸气时间或吸呼气时间比　正常的呼吸方式均是 TI 短,TE 常,故 I:E 时间比通常设置为 1:(1.5~2.5),平均 1:2。

7. 吸气流速　只有定容型通气模式才需要,并可以设置吸气流速,临床上常用的吸气流速成人为 40~100 L/min,平均约 60 L/min;婴儿为 4~10 L/min。

8. 设定 FiO_2　一般从高浓度开始,根据患者的 PaO_2 的变化逐渐下调。长时间通气时不宜超过 0.5~0.6。

9. 设定呼气末正压(PEEP)　当 $FiO_2 > 0.6$ 而 PaO_2 仍 < 60 mmHg,应加用 PEEP,并争取将 FiO_2 降至 0.5 以下。PEEP 的调节原则为从小渐增,近年主张应用恰当的 PEEP 来保持肺开放。有些学者提倡通过 ARDS 患者描绘静态或近似静态压力-容积(P-V)曲线,使用高于 P-V 曲线低拐点上 2 cmH_2O 作为 PEEP 值,达到最好的气体交换和最小的循环影响。

10. 确定报警值　不同呼吸机的报警参数不同,参照说明书调节。气道压力限制一般调在维持正压通气峰压之上 5~10 cmH_2O,一般设置在 40 cmH_2O。

11. 调节加温、湿化器　一般湿化器的温度应调至 34~36℃。

12. 调节同步触发灵敏度　一般将触发灵敏度设置在 2 cmH_2O

或 2 L/min。

13. 调节好参数后,连接模拟肺,确认无误后连接患者,开始机械通气。

14. 如果发生报警,首先检查患者及呼吸机功能,然后再根据呼吸机提示对各参数值进行调整。

第十八节　支气管灌洗术

支气管灌洗术(broncho-alveolar lavage,BAL)是利用纤维支气管镜对危重患者进行气道管理的一项重要操作手段。

【适应证】

1. 重症呼吸道感染,特别是肺化脓症。
2. 肺不张、气道内积血、异物清除。
3. 气道分泌物病原学检查。

【相对禁忌证】

1. 清醒、未建立人工气道、不能合作的患者。
2. 存在不稳定型心绞痛、近期有心肌梗死的患者。
3. 有严重的低氧血症和高碳酸血症的患者。
4. 严重出凝血功能障碍的患者。

【操作方法及程序】

1. 术前准备。
2. 灌洗及吸引术　在充分局麻下,纤维支气管镜经鼻腔或人工气道缓慢进入气管和支气管,逐级吸引,如分泌物黏稠不易吸出,用无菌生理盐水(37℃)冲洗,每次 10~15 ml,反复吸引,直至全部吸净。如因咯血所致肺不张,当吸净血块后若有活动性出血,可直接注入 1∶10 000 肾上腺素液 2~3 ml 止血。如需进行深部取样行病原学检查,可将保护性毛刷(PBS)经纤维支气管镜插入到病灶引流支气管,并超越 1~2 cm,用内套管顶去聚二醇塞,越过外套管约 2 cm,随后将毛刷伸出内套管 2~3 cm,在直视下将毛刷伸出刷取分泌物,将毛刷、内套管依次退回外套管内,而后拔出PBS,以无菌技术取下毛刷做细菌定量培养。

3. 如怀疑卡氏肺孢子虫、肺炎支原体、军团菌、结核菌等感染时,可采用 BAL 在感染部位收集到较大范围的分泌物进行病原学检查。将导管经纤维支气管镜插入支气管,利用顶端处气囊楔入段支气管,随后充气使气囊膨胀填塞气道,然后进行 BAL,每次注入灭菌生理盐水 20 ml,将回收液以无菌技术送检病原培养。

【注意事项】

1. 在操作过程中,患者可发生低氧血症,必须充分吸氧,并严密监测呼吸、脉搏、血压、心电和血氧饱和度。

2. 术后继续氧疗,并观察 2~4 h。

3. 操作动作轻柔,纤维支气管镜外喷涂润滑剂,减少损伤出血。

4. 术后根据病情酌情应用抗生素治疗。

第十九节　胸腔闭式引流

【适应证】

1. 气胸、血胸、脓胸,需持续排气、排血、排脓者。
2. 开胸手术后患者。

【禁忌证】

无绝对禁忌证,疑似凝血功能障碍者应慎重。

【操作方法及程序】

1. 取平卧位或半卧位。

2. 气胸患者穿刺部位选择在锁骨中线第 2 肋间。

3. 排液、排血、排脓部位选择在腋中线与腋后线之间第 6~8 肋间。

4. 包裹性积液、积血、积脓,需行胸部 X 线正侧位摄片或超声定位。

5. 常规消毒后切开皮肤和皮下组织 2~3 cm,钝性分离肌层,经肋骨上缘置入头端带侧孔的胸腔引流管,入胸腔长度 4~5 cm,根据引流波动情况调节入管长度,置入好后固定,引流管外端连接闭式引流装置。

【注意事项】

1. 引流管要经常挤压。

2. 腹胀明显或多根肋骨骨折,膈肌升高,排液、排血、排脓时,部位选择在第 5~6 肋间为宜,以防刺入腹腔引起脏器损伤。

3. 放置引流后要严密观察排气、排血情况。

第二十节 经皮内镜下胃造口术

经皮内镜下胃造瘘造口术(percutaneous endoscopic gastrostomy,PEG)是在内镜协助下经皮穿刺胃腔造口置管,主要用于营养液管饲或姑息性胃肠减压治疗。

【适应证】

1. 各种神经系统疾病或肌病导致长期或较长时间丧失吞咽功能。

2. 口腔及食管癌的患者导致吞咽困难。

3. 有正常吞咽功能,但摄入不足,如烧伤、AIDS、厌食、骨髓移植后患者等。

4. 慢性疾病如囊性纤维化、先天性疾病的患者。

5. 胃扭转的治疗。

【禁忌证】

1. 完全性口咽及食管梗阻、内镜无法通过者。

2. 腹壁广泛损伤、创面感染者。

3. 严重而无法纠正的出、凝血机制障碍者。

4. 大量腹腔积液患者(胃壁无法紧贴腹壁形成窦道,易导致腹膜炎)。

5. 幽门梗阻者。

6. 胃部疾患,尤以胃体前壁病变影响手术操作者。

7. 胃大部切除术后残胃太小,无法从上腹穿刺进入胃腔内。

【操作方法及程序】

PEG 有 3 种基本方法:Ponsky-Gsuderer 拖出法,Sscks-Vine 推入法,Russcell 插入法,其中拖出法是 PEG 最主要的置管方法。

1. 器械准备 纤维胃镜,内镜监视器,大号内镜持物钳,PEG 配套包。

2. 术前准备

(1) 备皮。

(2) 预防性使用抗生素。

(3) 患者头侧准备吸引器。

3. 步骤

(1) 插入内镜:对上消化道行内镜系统检查,排除 PEG 禁忌证,将患者从左侧卧位转为平卧位,并使患者头侧向左,双腿伸直,头部稍抬高。

(2) PEG 定位:内镜前端处于胃体中上部或窦-体交界处并调节内镜使其前端对向胃前壁。持续向胃腔内大量充气使胃呈扩张状态并保持。助手根据胃壁观察到自胃腔内射出的光团,用手指按压局部胃壁,术者根据胃腔内观察到的自腹壁向胃腔内按压的隆起,指导助手移动指压部位置,最后选择 PEG 的最佳位置,并进行体表位置标记。同时术者固定内镜前端位置不变,持续充气保持胃腔内的张力。

(3) 穿刺:助手对 PEG 定位点周围皮肤消毒,铺洞巾,于定位点进行局麻。于局麻穿刺点,采用穿刺器直接穿刺腹壁、胃壁入胃腔。内镜观察到穿刺器前端后,保持穿刺器外套管位置,抽出穿刺管内芯,并保持患者安静,

(4) 拉出技术:经穿刺器外套向胃腔内插入牵引线,使其暴露于内镜视野内,经内镜工作通道插入持物钳,牢靠抓住牵引线,并

逐渐回退内镜,将牵引线引出口腔。术者将牵引线头端于 PEG 管前端的牵引线紧紧拴死,助手左手固定穿刺器外套,右手缓慢均匀用力拉出牵引线和 PEG 管引线。当 PEG 管前尖端拉至与穿刺器前端外套接触后将有阻力增大感觉,此后用力将 PEG 管引线与穿刺器外套一起拉出,此时,PEG 管也将随之引出体外。保持胃腔内胃管和腹壁挤压张力适当的情况下外固定胃管,避免压力过大,以预防压迫性胃黏膜或皮肤坏死、感染或胃管脱落。剪除 PEG 管前尖端,安装接头,敷料覆盖创面,结束手术。

【注意事项】

1. PEG 置管之前,应利用胃镜进行全面检查。

2. 针对腹壁不能透光的情况,有人提出"安全通路"的技术,可以帮助确定胃造口的准确位置。方法:使用 20ml 注射器进入预定到达胃腔的部位,回抽并缓慢进入腹壁,如有空气进入注射器内,而胃镜同时在胃腔内看见注射针头,表明通路是安全的。

3. 当胃造口管不能满足需要或没有功能时,应考虑进行胃造口管的去除或更换。

第二十一节 经皮内镜下穿刺空肠造口术

经皮内镜下穿刺空肠造口术(percutaneuos endoscopic jejunostomy,PEJ),即经皮穿刺内镜下置管法空肠造口术。主要用于有禁忌证或不能适应经胃营养的患者,也用于其他需要空肠造口而需避免开腹手术的情况。

【适应证】

1. 胃食管反流或胃动力障碍。

2. 急性胰腺炎。

3. 上消化道不全梗阻。

4. 高位肠瘘、胆瘘、胰瘘。

【禁忌证】

同 PEG。

【操作方法及程序】

1. 器械　纤维胃镜或小肠镜,内镜监视器,大号内镜持物钳,PEJ 配套包。

2. 术前准备　同 PEG。

3. 步骤

(1) 直接法:其基本方法同 PEG 技术,不同点是造瘘位置位于小肠内。内镜深插入至小肠一定部位,选择最佳位置,直视下采用里应外合的方法,其技术难点为:① 小肠肠腔狭小,肠蠕动极活跃,较难始终保持肠腔扩张状态;② 体表位置不固定,穿刺部位取决于腔内位置,而且穿刺距离较远。

(2) 间接法(经皮内镜下穿刺胃空肠造口术,percutaneous endoscopic gastrojejunostomy,PEGJ):第 1 步同 PEG 技术;第 2 步插入胃镜。经内镜工作通过通道插入持物钳,牢靠抓住小肠管前端,使小肠管随同内镜的插入通过幽门,并逐渐深插内镜。推镜过程中,夹持小肠管一边插入持物钳,一边推镜,持物钳向上移动位置,反复多次,即可到达保持小肠管位置,小心退出内镜防止小肠管移位。

【注意事项】

造瘘管的取除:患者恢复经口饮食或不需保留造瘘管时,即取除造瘘管。虽然可以通过直接拔除或仅剪断体外端使其腔内端自行排除,但此法可造成穿孔或肠梗阻发生,不宜使用。最安全而有效的方法是内镜取除法:使用持物钳,直视下牢靠抓持造瘘管的腔内端,剪断体外端,而后退出内镜,经口取出腔内造瘘管残端。

第二十二节　胃肠道内 pH 监测

全身与局部器官灌注减少,可造成组织 pH 降低。胃肠道对此具有较高的敏感性,故其 pH(pHi)可以整体上反映组织器官的灌注状态,目前临床把胃腔作为主要的监测对象。

【适应证】

1. 各种原因导致的休克复苏时。
2. 全身与局部组织、器官灌注状态的评估。

【禁忌证】

1. 绝对禁忌证　鼻咽部或食管损毁(如食强酸或强碱)或梗阻、严重而未能控制的凝血功能障碍、严重的上颌部位外伤和(或)颅底骨折、食管黏膜的大疱性疾病。

2. 相对禁忌证　近期做过胃手术、食管肿瘤或溃疡、食管静脉曲张、不稳定的心脏疾病、不耐受对迷走神经的刺激。

【操作方法及程序】

胃肠黏膜二氧化碳分压($PgCO_2$)以导管内密封的循环空气作媒介,被远红外线自动测量,有单机(Tonocap)和监护仪的插件两种类型。

1. 打开 Tonocap 电源并执行自检程序。
2. 将自动测量的 16F 的 Tonometry 导管直接经鼻插至胃腔内,并证实位置无误。
3. 插管成功后向导管囊腔内注入 5 ml 空气。
4. 导管末端插入仪器或插件接口并确保连接紧密。
5. 按仪器面板上"开始/停止"键,或按监护仪上的"其他"键,选择"Tonometry-star Cycling"项开始测量。
6. 仪器或监护仪除了显示 $PgCO_2$ 外,还可以通过输入动脉血气数值,如 $PaCO_2$、HCO_3^- 读取到 $P_{(g-a)}CO_2$ 和 pHi,如果仪器或监护仪与气道气体采样插件相连接,则可以读取到 $P_{(g-a)}CO_2$ 读数。

7. 如要终止监测则按"开始/停止"键或选择"Tonometry-stop Cycling"。

8. 停止监测后将导管与仪器或插件接口脱离。

【注意事项】

1. 不得向导管囊腔内注射生理盐水或其他液体。

2. 碱性肠液可以反流入胃,与胃酸中和后产生额外的 CO_2,造成假性 pHi 降低。建议在测量前给予 H_2 受体阻滞剂,以减少胃液分泌,但禁止使用抑酸药。

3. 测量 pHi 期间进食或胃内有残余食物可以影响测量准确性,因此至少在测量前 90 分钟停止摄食。

4. 胃肠道出血会导致测量结果失准,故不宜进行 pHi 测量。

第二十三节 亚低温治疗

一般将轻、中度低温(28～35℃)称为亚低温。研究表面,脑细胞损伤后早期实施亚低温治疗可以通过多种机制减轻神经元的损伤,降低脑组织氧耗量,减少脑组织乳酸堆积;保护血脑屏障,减轻脑水肿;改善预后。

【适应证】

1. 颅脑损伤。

2. 脑缺血、脑缺氧。

3. 蛛网膜下腔出血。

4. 心肺复苏后。

5. 中枢性高热、惊厥。

【禁忌证】

亚低温治疗并不适合所有患者,应注意禁忌证:如高龄、严重心律失常、休克、颅内大出血、凝血功能异常等。

【操作方法及程序】

亚低温治疗越早越好,一般要求数小时至十几小时内实施;疗程一般为1~3天,也可以根据病情决定疗程,但一般不超过1周,否则易发生心肺并发症,尤其老年人应慎用。

1. 降温方法　临床可采用冰帽、冰袋、降温毯、药物等方法。也有采用输注低温液体、体外血液冷却法、血管内冷却装置、血液滤过、脑选择性亚低温法等。目前临床常用的方法为物理降温加药物降温,在呼吸机辅助呼吸条件下,利用降温毯和冰帽降温,同时给予镇静药;必要时可加用肌松药。

2. 亚低温的适宜温度多采用32~34℃。脑温监测分为直接测量法和间接测量法。临床多采用间接测量法,如监测直肠、颞肌、口腔、膀胱、鼓膜温度等。

3. 复温不宜过快,可采用自然复温或控制性缓慢复温。自然复温一般要求每4~6 h体温上升1℃,控制性缓慢复温要求每天复温0.5~1℃。在复温过程中适当使用镇静和肌松药,以防止肌肉震颤导致颅内压升高。

4. 实施亚低温过程中,应密切监测颅内压、生命体征和血气分析。

【注意事项】

1. 亚低温治疗过程中可能出现多种并发症:① 低血压、休克;② 心律失常、心率减慢;③ 凝血功能障碍,血液黏滞度增加,血流缓慢;④ 免疫功能抑制,感染机会增加;⑤ 内分泌异常;⑥ 低钾血症;⑦ 复温过程中颅内压反跳;⑧ 血淀粉酶、脂肪酶增高等。

2. 注意镇静药、肌松药的合理使用,注意患者呼吸情况和肺部情况。

3. 亚低温过程中,必须保持患者无寒战、无躁动。

第二十四节 肺复张

肺复张(recruitment maneuver,RM)是在可接受的气道峰值压范围内,间歇性的给予较高的压力,促使塌陷的肺泡复张,进而改善氧合的方法,是充分复张 ARDS 塌陷肺泡和纠正低氧血症的重要手段。

【适应证】
1. ARDS 早期,严重低氧血症。
2. 气道吸引后。
3. 长时间全麻手术及术后。
4. 长期卧床致肺泡塌陷。

【禁忌证】
1. 绝对禁忌证:
(1) 未经处理的张力性气胸。
(2) 恶性心律失常。
2. 相对禁忌证(对于出现下列情况应在密切监测下或经过处理后方可实施):
(1) 血流动力学不稳定。
(2) 心律失常。
(3) 纵隔积气。
(4) 肺大疱。
(5) 患者烦躁不能配合。

【操作步骤】
1. 选择 RM 方法及具体实施　常用的 RM 方法有控制性肺膨胀法(SI)、PEEP 递增法和压力控制法(PCV)(见图 8-3)。
(1) SI:选 PS 或 CPAP 通气模式,压力支持调至 0 cmH_2O,PEEP 30～45 cmH_2O,持续时间 30～40 s,然后调整到常规通气模式。

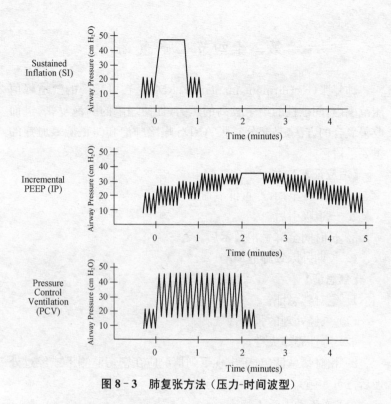

图 8-3 肺复张方法（压力-时间波型）

（2）PEEP 递增法：选压力通气模式，调节气道压上限为 35~40 cmH₂O，保持驱动压不变，PEEP 每 30 s 递增 5 cmH₂O，高压随之上升 5 cmH₂O，为保证气道压不大于 35 cmH₂O，高压上升到 35 cmH₂O 时，可只每 30 秒递增 PEEP 5 cmH₂O。直至 PEEP 为 35 cmH₂O，维持 30 s。随后低压和高压每 30 s 递减 5 cmH₂O。直到实施复张前水平。

（3）PCV 法：选 PC 或 BIPAP 通气模式，高压 40~45 cmH₂O，低压 15~20 cmH₂O，维持 60~120 s，然后调整到常规通气模式。

【并发症】

1. 循环干扰。

2. 心律失常。

3. 气压伤　包括气胸、纵隔积气。

【注意事项】

1. 肺复张过程中和肺复张后严密监测血流动力学改变,当收缩压降低到 90 mmHg 或较基础下降 30 mmHg;心率增加到 140 次/分或较复张前增加 20 次/分时应立即停止肺复张,待循环稳定后再进行。

2. 肺复张过程中密切监测氧合变化,当 SpO_2 降低到 90% 或较复张前降低 5% 以上时应立即停止肺复张。

3. 肺复张后根据复张效果评估患者肺可复张性,对于高可复张性的患者可积极行肺复张。

4. 肺复张后设置合适的 PEEP 维持肺泡的扩张。

5. 对于肺复张效果不佳的患者需寻找原因并调整治疗方法,如进行俯卧位通气。

6. 根据可能影响肺复张效果的因素来调整肺复张策略,如复张压力、复张时间、肺复张方法。

7. 及时评价肺泡复张效果　目前常用评价充分肺复张的方法有:① 肺复张后氧合指数≥400 mmHg 或反复肺复张后氧合指数变化＜5%;② $PaO_2 + PaCO_2 \geq 400$ mmHg(吸入氧浓度 100%);③ 有条件可通过 CT、EIT(电阻抗断层成像技术)等方法判断肺复张程度;若未达到充分肺复张标准应再次进行肺复张。

第二十五节　体外膜肺氧合

体外膜肺氧合(extracorporeal membrane oxygenation,ECMO),ECMO 是通过体外循环代替或部分代替心肺功能来治疗严重心肺功能衰竭或为基础疾病好转赢得时间的装置。该装置由体外膜肺和泵系统组成,其功能以氧合为主,排出 CO_2 为次要效应。

【适应证】

各种原因所致肺换气功能障碍所致顽固性低氧血症,氧合指数(动脉血氧分压/吸入氧浓度)<100 mmHg。

1. 重症心肌炎,呼吸、循环功能不全。
2. 严重创伤或重症感染(含病毒性感染)引起的急性呼吸窘迫综合征(ARDS)。
3. 吸入性肺损伤或肺栓塞等。

【禁忌证】

1. 中、重度中枢神经系统损伤。
2. 活动性出血或严重凝血功能障碍。
3. 恶性肿瘤晚期等。

【操作程序】

1. 评估病人及设备准备。
2. 建立循环通路并连接,包括静-静脉通路或静-动脉通路。
3. 病人全身肝素化并监测 ACT。
4. 血氧改善后呼吸机的参数调节及生命体征监测。

【注意事项】

监测出血情况及重要器官功能,防治感染。

第二十六节 俯卧位通气

俯卧位通气是通过翻身床、翻身器械或采用人工徒手方法使患者在俯卧位进行机械通气的方法。俯卧位通气能改善 ARDS 患者肺部病变的不均一性,改善通气/血流比例,减少肺内分流,减少心脏对肺的压迫,纠正低氧血症。目前多个临床研究显示俯卧位尚不能改善 ARDS 患者预后,但可作为重症 ARDS 患者严重低氧血症的救治措施,可能改善重度 ARDS 患者的病死率。

【适应证】

1. 经积极肺复张和适当的 PEEP 治疗后,仍不能纠正严重低氧血症的 ARDS 患者,俯卧位可作为救援措施。

2. 需要体位引流的肺部感染、支气管扩张等患者。

【禁忌证】

ARDS 患者,存在威胁生命的严重低氧血症,行俯卧位通气无绝对禁忌证,出现下列情况时应谨慎使用。

1. 血流动力学不稳定。
2. 颅内压增高。
3. 急性出血性疾病。
4. 颈椎等脊柱损伤和骨科手术。
5. 颜面部创伤和手术后。
6. 近期腹部手术需要限制体位者。
7. 妊娠。
8. 不能耐受俯卧位等情况。

【操作步骤】

翻身床/翻身器械-俯卧位通气:按照操作方法进行。

1. 人工徒手-俯卧位通气

(1) 操作前准备:充分气道内吸引,维持合适的血容量状态,适当镇静,准备置于头面部、肩胸部、髂部、膝部和骨隆等突出部位的衬垫。

(2) 位置与分工

第一人位于床头、呼吸机旁,负责发出口令,指挥整个翻身过程的进行,负责呼吸机管路、胃管和头部的安置。

第二人位于左侧床头,负责监护仪导联线、颈内及锁骨下动静脉置管。

第三人位于左侧床尾,负责导尿管、股动静脉置管、输液管道。

第四人位于右侧床头,负责动静脉置管、胸腔闭式引流或腹腔引流管。

第五人位于右侧床尾,负责衬垫放置及其他设备(如骨牵引等)。

人员分配情况根据患者的病情及身体上的管路确定。

(3) 操作步骤:第一人发出口令,其余四人同时将患者托起,先移向床的一侧,然后将患者转为侧卧,再在患者双肩部、胸部、髂骨、膝部、小腿部及骨隆突处垫上柔软的衬垫或敷料,并使患者的腹部不接触床面,每1~2 h更换敷料。

(4) 翻身后处理:头部垫软枕,也可垫马蹄形枕头,使颜面部悬空,避免气管插管受压。尽可能使患者胸腹部悬空,避免呼吸运动受限,患者的双手可平行置于身体的两侧或头的两侧。

(5) 结束俯卧位通气:俯卧位通气结束后,先由第一人安排人员管理好患者的管路,并发出口令,其余人员同时将患者托起,先移向床的一侧,然后将患者转为侧卧位,撤除床垫上的敷料及软枕,整理好床铺,然后将患者摆放至需要的体位。俯卧位通气治疗结束后,积极气道管理。

(6) 终止俯卧位的标准:出现下列情况需终止俯卧位:① 氧合继续恶化;② 恶性心率失常;③ 经积极处理循环仍不稳定;④ 压疮面积扩大;⑤ 颜面部水肿明显。

【并发症】

1. 压疮。
2. 气道引流不畅导致气道阻塞。
3. 气管插管、动静脉管道及各种引流管的压迫、扭曲、移位,甚至脱出。
4. 恶性心律失常或循环干扰。
5. 眼部受压严重的可导致患者失明。
6. 颜面部水肿。
7. 周围神经压迫。

【注意事项】

1. 俯卧位通气时需要增加镇静药物剂量,需根据镇静目标进行调整。

2. 俯卧位通气时加强了气道分泌物的引流,应注意气道管理,避免气道堵塞。

3. 在俯卧位通气实施过程中应密切关注各种导管的位置,防止气管插管脱出或各种管道的脱出导致非常严重的后果,并保持各导管的通畅。

4. 俯卧位通气一般对血流动力学无明显影响,但仍需要医师在床边密切监测患者的血压、心率、呼吸、中心静脉压、肺动脉嵌顿压等变化。

5. 改变体位过程中应夹闭胸腹腔引流管、尿管等各种引流管道,防止反流、连接管道脱开,甚至脱出。

6. 衬垫应柔软,垫在患者双肩部、胸部、髂骨处,尽可能使患者胸腹部悬空,避免呼吸运动受限。

7. 俯卧位通气的时机应结合 ARDS 的病理变化过程,一般病变早期俯卧位通气效果好,当病理改变进入显著纤维化期,俯卧位也难以明显改善氧合,因此重度 ARDS 患者应尽早行俯卧位通气。

8. 俯卧位持续时间:目前通常根据患者氧合改善的情况来决定俯卧位持续时间的长短,当患者氧合不能进一步改善时应改变体位。对 ARDS 早期顽固性低氧血症患者给予常规机械通气不能改善氧合情况下,给予每天 2 h 以上的俯卧位通气,可能改善患者氧合。

9. 俯卧位时氧合明显改善,转为仰卧位后氧合又恶化的患者,应再次进行俯卧位通气。

10. ARDS 病因影响俯卧位通气的效果。肺外源性 ARDS 对俯卧位反应好,俯卧位时间短;肺内源性 ARDS 患者对俯卧位反应差,俯卧位时间应适当延长。

第二十七节 微循环监测
——SDF 监测微循环

微循环改变在重症患者尤其是 sepsis 患者器官功能障碍的发生中起着十分重要的作用,监测重症患者的微循环对于指导临床治疗尤其是休克时的液体复苏和研究各种病理状态下的微循环改变具有重要价值。近年来,随着正交偏正光谱成像(orthogonal polarization spectral imaging, OPS imaging)和旁流暗视野成像(sidestream dark field imaging, SDF imaging)技术应用于临床和科学研究,使得床旁直接监测患者微循环改变成为现实。OPS 成像和 SDF 成像可在床旁实时、无创地监测患者的舌下微循环改变,了解机体的微循环障碍特点,以便于临床医师尽早发现和纠正患者的微循环障碍,减少重症患者器官功能障碍的发生率和死亡率,最终改善患者的预后。

【适应证】

任何原因引起的微循环改变均为微循环监测的适应证,主要包括:

1. 各种原因导致的休克。
2. 监测 sepsis、severe sepsis 患者的微循环障碍。
3. 评价某种药物或者治疗方式对微循环障碍性疾病患者微循环的影响。
4. 术中器官微循环的监测。
5. 对已知微循环改变的疾病进行诊断和病情评估、分期等。

【禁忌证】

口腔毁损或出血、张口极度困难患者。

【操作步骤】

1. 用生理盐水薄纱布或者吸引器清除舌下黏膜表面的分泌物。

2. 将一次性无菌"cap"准确安放在微影像探针(videomicroscope probe)上。

3. 将探针放置在舌下黏膜表面。

4. 采集影像

(1) 将探针定位在微循环可视处。

(2) 将探针逐渐靠近舌下黏膜表面,直至微循环内血流部分或者完全阻断。

(3) 将探针逐渐脱离舌下粘膜表面至刚好不接触舌下黏膜组织。

(4) 探针正好不接触靶组织表面时,可以看见无压迫时的微循环血流,此时为可记录的影像。

(5) 将探针缓慢移近直至刚刚重新接触舌下黏膜组织并可见微循环影像。

(6) 调节影像焦距。

5. 记录5个不同部位的影像,每个影像记录时间为20 s(舌系带左右两侧各2个部位,第5个部位可选取舌系带任意一侧操作者认为最清晰的影像)。

注:本操作步骤以监测舌下黏膜微循环为例进行描述。

6. 通过 AVA 3.0 软件包(micro vision medical, amsterdam, the netherlands)和(或)六线法(the six lines technique) 计算获得灌注血管密度(如 perfused small vessel density, PVD)和灌注血管比例(如 proportion of perfused small vessels, PPV) 等指标,通过 MFI 计分法(microvascular flow index, MFI score)计算获得 MFI 等等(具体各指标详见表 8-6)。

【注意事项】

获得最佳图像的五个关键点

1. 五个部位　每个患者至少3～5个部位的影像可用于分析。

2. 避免压力伪迹　首先将探针轻柔缓慢地远离组织表面,直至脱离接触,然后将探针缓慢移近组织至刚好再次接触靶部位表面;观察人舌下微循环时建议应用 5 倍放大倍数,小动物可应用 10 倍放大倍数。

3. 分泌物的清除　组织表面分泌物的清除对于获得清晰图像非常关键。

4. 准确的聚焦和对比度调整。

5. 记录高质量的影像:每个影像记录 20 s 时间。

表 8-6　微循环监测主要指标

De Backer score	MFI score
总血管密度(total vascular density)	微循环流量指数(microvascular flow index)
小血管密度(small vessel density)	
灌注血管比例[proportion of perfused vessels (all)]	
灌注小血管比例[proportion of perfused small vessels (PPV)]	
灌注血管密度[perfused vessel density (all)]	
灌注小血管密度[perfused small vessel density (PVD)]	

注:① 可通过计算获得异质性指数(heterogeneity index)以评估不同疾病状态下微循环血流的分布不均(即异质性)。② 推荐测量 PVD、PPV、MFI 和计算异质性指数用于评估微循环的灌注。